Erick Ramón Silva Bermúdez

CARDIOPATÍAS EN EL EMBARAZO

Erick Ramón Silva Bermúdez

CARDIOPATÍAS EN EL EMBARAZO

Un breve análisis clínico-epidemiológico
contextual

Editorial Académica Española

Imprint

Any brand names and product names mentioned in this book are subject to trademark, brand or patent protection and are trademarks or registered trademarks of their respective holders. The use of brand names, product names, common names, trade names, product descriptions etc. even without a particular marking in this work is in no way to be construed to mean that such names may be regarded as unrestricted in respect of trademark and brand protection legislation and could thus be used by anyone.

Cover image: www.ingimage.com

Publisher:
Editorial Académica Española
is a trademark of
Dodo Books Indian Ocean Ltd. and OmniScriptum S.R.L publishing group

120 High Road, East Finchley, London, N2 9ED, United Kingdom
Str. Armeneasca 28/1, office 1, Chisinau MD-2012, Republic of Moldova, Europe
Printed at: see last page
ISBN: 978-613-9-43990-4

CARACTERIZACIÓN CLÍNICO-EPIDEMIOLÓGICA DE LAS CARDIOPATÍAS EN EL EMBARAZO

ERICK RAMÓN SILVA BERMÚDEZ

2024

Ante todo sufrimiento humano, en la medida que puedas: dedícate no sólo a aliviarlo sin demora sino también a destruir sus causas; dedícate no sólo a destruir sus causas sino también a aliviarlo sin demora.

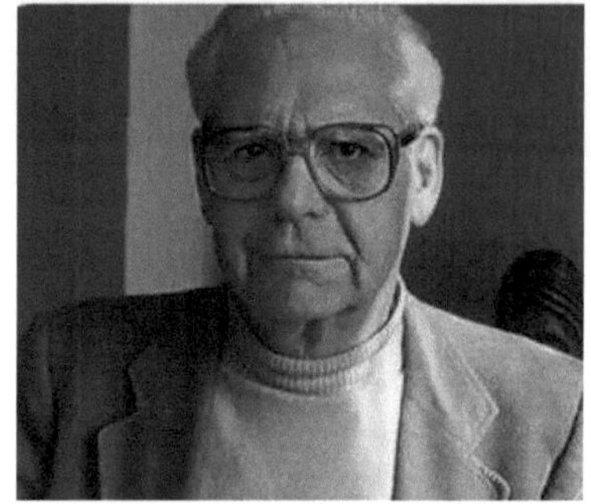

Michel Quoist (1921-1997)

Agradecimientos:

Agradesco profundamente mis profesores y compañeros todos, por brindarme los conocimientos necesarios a todo lo largo de mi formación, en especial a los profesores del Servicio de Cardiología del Hospital Vladimir Ilich Lenin que ademas de ser mis maestros fueron mis compañeros de trabajo y familia durante la residencia.

Al Dr. Edel Lachataignerais Popa quien como tutor supo ofrecerme toda su valiosa ayuda y colaboración en el desarrollo de esta investigación.

Mi eterna gratitud al Dr. Fabián Ignacio Fernández Chelada y al Dr. Bernardo Enrique Fernández Chelada por su ayuda incondicional en mi vida y desarrollo del trabajo.

Gratitud para con el DrC. Carlos Viltre Calderón por correr para mí la cortina de la publicación científica.

A todos, gracias.

Índice

Contenidos	**Páginas**
Introducción...	7
Objetivos..	11
Marco teórico..	12
Método..	34
Análisis y discusión de resultados..	39
Conclusiones..	46
Bibliografía..	47
Anexos..	

Resumen

Este libro es el resultado de una investigación presentada en opción al título de especialista de Primer Grado en cardiología. El estudio de tipo observacional descriptivo, fue desarrollado en el Hospital General Universitario "Vladimir Ilich Lenin" de Holguín en Cuba, en el período Enero a Diciembre de 2022. El objetivo general de la tesis fue la de contribuir con el Programa Materno Infantil, a un mayor conocimiento sobre la evolución del embarazo en pacientes cardiópatas, a través de la descripción en una muestra de este padecimiento. El universo fue constituido por 60 embarazadas cardiópatas atendidas en consulta de cardiopatía y embarazo. Se realizó el seguimiento de los casos y la información primaria fue recogida directamente a cada paciente por el autor del trabajo a través de una encuesta confeccionada conforme a los objetivos propuestos, contrastada la información obtenida con los datos de las historias clínicas.

Para el procesamiento de la información fue creada una base de datos que permitió el procesamiento estadístico y el análisis y discusión de los resultados. Como resultantes del estudio se constató que el 31,7% de los casos presentó cardiopatías congénitas siendo la aorta bicúspide la más frecuentes. En el grupo de otras causas predomino el prolapso valvular mitral. El 30% de las pacientes en estudio, presentó cardiopatías reumáticas donde la estenosis y la insuficiencia valvular mitral fueron las más frecuentes. En el 85% de las embarazadas se diagnosticaron las cardiopatías antes del embarazo. Al 93,3% se le aconsejo por el cardiólogo que podía continuar el embarazo. El 80% presento capacidad funcional grado 1. Fueron mínimas las complicaciones maternas secundarias a la cardiopatía y se presentaron en el tercer trimestre. 65% presento parto eutócico con índice de prematuridad 3,3%; no se reportó mortalidad perinatal ni materna.

INTRODUCCIÓN

La supervivencia en edad adulta de las pacientes con cardiopatías se ha incrementado como consecuencia de los avances de la cirugía cardiovascular y las nuevas tecnologías, por lo que se ha producido a la vez una nueva y creciente población de pacientes en edad fértil con cardiopatías operadas.

Actualmente se reconoce que la gestación puede coexistir con una cardiopatía y sin ignorar que constituye la primera causa de morbimortalidad materna no obstétrica, es posible lograr un embarazo con éxito si existe una asesoría adecuada al valorar los riesgos, incluyendo los de carácter biológico, psicológicos y socioeconómicos.

Los riesgos fetales y la teratogenicidad de los tratamientos propuestos, como es el caso del uso de anticoagulantes y determinadas acciones específicas en materia anticoncepcional de carácter transitorio o permanente son importantes también. Un uso racional de los métodos anticonceptivos, resulta fundamental para la salud reproductiva de las cardiópatas.

La presencia de cardiopatías asociadas al embarazo es un problema grave pues, aunque la incidencia oscila entre 0,4-2%, para muchos es la primera causa de mortalidad materna de causa no obstétrica, y su incidencia está en aumento a causa del desarrollo en la cardiología y cirugía cardiovascular que ha permitido a mujeres con cardiopatías congénitas y otras cardiopatías, no solo la supervivencia sino además el embarazo satisfactorio.

La disminución de la frecuencia de fiebre reumática y, por tanto, de la posible cardiopatía residual, así como el mejor tratamiento médico quirúrgico de las cardiopatías congénitas, hacen que el obstetra se enfrente a problemas que difieren en mucho a los de hace dos o tres decenios. La proporción 20:1 entre cardiopatías reumáticas y congénitas es actualmente en muchos hospitales de 2:1.

El resto de las enfermedades asociadas al corazón constituyen un grupo de menor frecuencia e incluyen la hipertensión arterial, la cardiopatía isquémica y las arritmias. Las gestaciones en madres cardiópatas se han asociado también a mayor incidencia de parto prematuro, retraso del crecimiento intrauterino, sufrimiento fetal y una mortalidad perinatal cercana al 18%, diez veces superior a la general. En las cardiopatías congénitas (C.C.) hay que valorar, asimismo, la asociación del riesgo hereditario.

La gestación impone sobre el sistema cardiocirculatorio materno una sobrecarga hemodinámica considerable, de tal manera que puede producir manifestaciones semiológicas que en estado normal simulan una cardiopatía. El corazón enfermo es capaz de enfrentar esta sobrecarga en general, en concordancia con sus reservas funcionales, de lo cual en gran medida dependerá la calidad de vida de la madre y la morbimortalidad materno fetal.

En la mujer embarazada con enfermedad cardíaca están en juego las vidas tanto de la madre como la del feto; la reserva cardíaca materna está limitada en función de la cardiopatía existente, y requiere de ella para enfrentarse a las demandas circulatorias adicionales del embarazo. Esta a su vez afecta al sistema cardiovascular materno y la cardiopatía materna puede afectar a la madre embarazada o al feto.

Autores como Bouzas y Gatzoulis, (2005); plantean que en las embarazadas con cardiopatías congénitas cianóticas o hipertensión pulmonar se incrementa el riesgo de complicaciones y mortalidad materno fetal, por lo que en estas pacientes no se aconseja la gestación y, por otro lado, la mayoría de las pacientes con cardiopatías congénitas acianóticas, toleran el embarazo sin complicaciones y la mortalidad se comporta igual que en las pacientes sin cardiopatía.

Las lesiones mítrales representan 90 % de las observaciones, con aplastante predominio de la estenosis y de la etiología reumática; las afecciones congénitas se reportan en 6%, las demás afecciones cardíacas llegan hasta 4%, aunque se ha comunicado una notable modificación en el tipo de cardiopatías encontradas en las últimas décadas, cuando se reduce la incidencia de afecciones de origen reumático; esta circunstancia ha traído como resultado un cambio en su incidencia relativa durante la gestación, las cuales muestran ahora razón matemática de 3:1.

Las cardiopatías congénitas se aceptan con una frecuencia "natural" constante de 0,8 por 100 nacidos vivos y, además entre otras cosas, por la eficiencia y eficacia de la terapéutica actual para las enfermedades reumáticas. El índice de cesáreas aumenta relacionada con el grado funcional de estas pacientes, se encuentra entre 10 a 20 %.

En Cuba en los últimos 30 años la frecuencia de cardiopatías congénitas y reumáticas ha disminuido casi 50 %, por lo que se aprecia un cambio en el tipo de enfermedad cardiaca, según Mendoza-Calderón y col., (2012).

Al mejorar el tratamiento médico y quirúrgico de las cardiópatas congénitas, el especialista que atiende las embarazadas se enfrenta a un espectro que difiere mucho al de hace dos o tres decenios.

En la zona occidental se reporta una incidencia parecida donde el prolapso valvular mitral es el que predomina. El notable avance que la cirugía cardiovascular alcanza en esta fecha ha producido otro cambio importante, ahora vemos un número creciente de mujeres embarazadas sometidas a operaciones cardiovasculares correctoras o paliativas que les permite llegar con éxito, a satisfacer sus deseos de procrear.

Muchos conceptos han cambiado sobre este tema y en consulta la atención integral, multidisciplinaria, altamente especializada y en vida pre y post concepcional, ha alcanzado también a las cardiópatas. Por tales razones resulta cada día más necesario la evaluación de este tipo de paciente, que permite definir el momento más idóneo para la gestación y debe incluir un análisis de los recursos que se necesitan para cubrir sus necesidades, con respeto de los criterios de la medicina basada en la evidencia y la utilización un enfoque multidisciplinario.

Las actividades se ejecutan en la atención primaria, secundaria y terciaria, teniendo como principio básico que es preferible hacer el diagnóstico y tratamiento de las cardiopatías antes del embarazo. Por tanto el pronóstico de este tipo de embarazo depende: de la capacidad funcional cardíaca, complicaciones que aumenten la carga cardíaca, enfermedades asociadas como la hipertensión arterial (HTA), calidad de los servicios médicos y factores socioeconómicos.

En la provincia Holguín, en el norte oriental de Cuba, la incidencia de cardiopatía se comporta con una tendencia baja en relación con el número total de pacientes atendidas en la maternidad provincial. En términos generales, el pronóstico del embarazo en pacientes cardiópatas depende de la gravedad de la cardiopatía y del trabajo funcional cardiaco global; como lo expresa la clasificación de la New York Heart Association, en capacidad funcional grado I, II, III y IV. Las pacientes de los grupos III y IV son las de mayor riesgo.

Es frecuente la observación en la consulta de pacientes con cardiopatías no complicadas o con capacidad funcional grado I y II, a las cuales se les ha aconsejado evitar o interrumpir el embarazo y en muchas ocasiones se crean discrepancias en ellas y sus familiares. La prohibición de concebir el embarazo a todas las pacientes con cardiopatías debe hacerse ante una valoración integral en equipo. La interrupción del embarazo como medio de preservar o restaurar la compensación cardíaca raramente es necesaria.

La problemática antes expuesta motivó a programar un seguimiento en pacientes cardiópatas durante el transcurso del embarazo y parto con valoración clínico-epidemiológica de su comportamiento y proponer orientación adecuada a las pacientes cardiópatas en etapa fértil y detectar sus factores de riesgo. Este trabajo, junto a las experiencias adquiridas por el autor, facilitará crear un criterio único en el colectivo que permita brindar un adecuado consejo obstétrico a estas pacientes contribuyendo a la vez con el Programa Materno Infantil que se maneja en la provincia desde el Hospital General Universitario "Vladimir Ilich Lenin".

Al tener en cuenta que las investigaciones relacionadas con el tema son escasas, y la no existencia de registros estadísticos que muestren datos exactos se plantea como problema de investigación ¿Cómo se comporta clínico-epidemiológicamente las cardiopatías en gestantes del

Hospital General Universitario "Vladimir Ilich Lenin" de ciudad de Holguín, durante el período de enero a diciembre de 2022?

OBJETIVOS

General:

Determinar las características clínico-epidemiológicas de las cardiopatías en gestantes.

Específicos:

- Identificar las principales cardiopatías asociadas al embarazo.
- Precisar el tiempo de diagnóstico de la cardiopatía según embarazo y la orientación recibida en consejo obstétrico.
- Agrupar las pacientes según clase funcional de la New York Heart Association.
- Determinar las complicaciones aparecidas y el período del embarazo en que se presentaron.
- Determinar la relación entre las complicaciones cardíacas con la capacidad física funcional.
- Identificar la vía final del parto y la morbimortalidad perinatal.

MARCO TEÓRICO

El embarazo y el período periparto traen consigo notables cambios cardiocirculatorios que provocan un verdadero estrés, a lo cual una embarazada con función cardíaca normal se adapta fisiológicamente, pero cuando existe una cardiopatía de base el embarazo se convierte en un fenómeno peligroso con deterioro clínico-hemodinámico rápido, que pueden descompensar a la paciente, aumentar el riesgo de complicaciones materno-fetales y eventualmente, causarles la muerte.

El embarazo por sí mismo, podría producir insuficiencia cardíaca en una cardiópata en la que no existían signos de insuficiencia cardíaca al comienzo de la gestación, y en la que de no haber existido embarazo, la lesión cardíaca, por sí misma, no hubiese determinado en tan poco tiempo dicha insuficiencia.

En términos generales, el embarazo constituye una de las etapas más importantes para la mujer. Es la materialización del bienestar de pareja, representa la consolidación de una relación, y la continuación de la vida. Durante el embarazo se suceden una serie de cambios fisiológicos en todos los órganos y sistemas para dar respuesta a las demandas metabólicas del feto en crecimiento.

Estos cambios son muy importantes, y en particular sobre el sistema cardiovascular en las mujeres sobrevivientes de cardiopatías. Toda la fisiología cardiovascular cambia bruscamente para adaptarse a las nuevas demandas metabólicas. Y estos cambios aumentan el riesgo de complicaciones y descompensaciones cardiovasculares durante el embarazo y labor de parto en las mujeres con cardiopatía.

A nivel global se conoce que, de todos los embarazos, entre 1 y 4% son afectados por distintas enfermedades cardiovasculares, como la hipertensión arterial, insuficiencia cardiaca, enfermedades valvulares, arritmias, entre otras. Pero merecen una especial atención los embarazos afectados por Cardiopatía Congénita específicamente.

Las mujeres cardiópatas estuvieron "condenadas" durante muchos años a no poder asumir la maternidad debido al riesgo incrementado de mortalidad materna que el embarazo representaba para ellas, de ahí que estuviese prácticamente limitado el matrimonio, el embarazo y la lactancia para estas pacientes.

Hay autores (Gutiérrez Aliaga, et. al., (2011) & Labrada Comas, et. al., (2016) que plantean que se han cometido y se cometen muchos errores terapéuticos, y que es inexacto el aforismo que dice: "En caso de enfermedad del corazón sería preferible que la mujer no se case, que si se casa que no sea madre, que si lo ha sido imprudentemente una o dos veces, no lo sea en adelante, que en caso de parto feliz se guarde amamantar a su hijo".

A mediados del siglo pasado más del 90 % de los niños nacidos con cardiopatías congénitas complejas (C.C.), fallecían antes de la adultez, en la actualidad, gracias a los avances en el campo de la cirugía cardiovascular y de los cuidados intensivos perinatales y repercusión del embarazo en gestantes con diagnóstico de cardiopatía congénita no sucede así. (Hall, et. al., 2011) En 1930 se estimaba que alrededor de 1-2% de las gestaciones se complicaban por una enfermedad cardiaca materna y que 6 % de las mujeres fallecían durante el embarazo. (Casellas, 2011)

En un estudio sobre muerte materna en el Reino Unido (1997-1999), la enfermedad cardíaca igualó a la tromboembolia como causa principal. El 30% de las defunciones de causa cardíaca eran por cardiopatía congénita, 15% por cardiopatía isquémica y el resto por otras cardiopatías adquiridas.

La asociación entre embarazo con cardiopatía preexistente o de inicio durante este constituye la principal causa de muerte materna indirecta. Esto se debe a que el 85% de los pacientes pediátricos con cardiopatías congénitas sobreviven hasta la edad adulta, aumentando por tanto la incidencia de embarazos complicados con enfermedades cardiovasculares, así como al incremento de edad en las primigestas en un rango que va desde los 28,8 a los 31,2 años.

En estudios occidentales, la cardiopatía congénita constituye el 75-82% de la cardiopatía en el embarazo, mientras que, en los países no occidentales, la enfermedad valvular reumática es la principal causa.

El registro ROPAC (Registry of Pregnancy And Cardiac Disease), el más importante en relación con las enfermedades cardiovasculares y embarazo, ha mostrado que la enfermedad cardiovascular más prevalente en los países desarrollados lo constituye la CC en un 70% de los casos, en comparación con las enfermedades valvulares en un 55% en los países en vías de desarrollo.

En relación con la población de Latinoamérica (LATAM) y el Caribe, conocemos hoy un número estimado de ACC de más de 1,8 millones en Sudamérica y 657.000 en Centroamérica y el Caribe, de los que al menos el 50% son mujeres en edad fértil. Esta población tendrá un crecimiento anual del 5-6%, por lo tanto es de esperar que el número de embarazos con cardiopatía también lo haga.

Partiendo del conocimiento de los más de 1,8 millones de ACC viviendo en Sudamérica y 657.000 en Centroamérica y el Caribe, podemos estimar que al menos hay más de 1,2 millones de mujeres en edad fértil portadoras de cardiopatía.

Desde las pasadas décadas se viene observando un cambio en el tipo de cardiopatía materna, con un gradual incremento de las madres con una cardiopatía congénita y una disminución de las portadoras de una cardiopatía reumática, reflejo de una brusca disminución en la incidencia de fiebre reumática y un tratamiento médico y quirúrgico mucho mejor de las cardiopatías congénitas, que permite a muchas niñas no sólo llegar a la edad reproductiva, sino hacerlo en unas condiciones que permiten el embarazo. (Aguilera Castro, et. al., 2011)

La Organización Mundial de la Salud (O.M.S.) considera cuatro grupos: grupo I, sin incremento de morbilidad y mortalidad durante la gestación para una cardiopatía concomitante; grupo II, pequeño incremento de mortalidad e incremento moderado de morbilidad; grupo III, con incremento significativo de mortalidad y morbilidad, la paciente requiere consejo multidisciplinario y, si decide embarazo, manejo en una unidad de referencia; grupo IV, incluye cardiopatías y situaciones de riesgo extremo con elevada mortalidad, por lo que se contraindica el embarazo, y de haberse producido, se debería valorar la interrupción voluntaria.

La clasificación de las cardiopatías congénitas y adquiridas según esta escala de riesgo faculta al cardiólogo sin experiencia en gestantes para tomar una decisión que permitirá derivar sin demora a las pacientes de alto riesgo a un equipo multidisciplinario. (Reinoso, et. al., 2012)

La situación de la mujer en nuestra sociedad, cambió en forma dramática y ocasionó un desplazamiento en el tiempo y en la prioridad del deseo gestacional, lo cual la ubica en situaciones de mayor riesgo para ella y el futuro infante. De igual manera, los avances en cardiología y cirugía cardiovascular pediátrica, permitieron modificar la historia natural de las cardiopatías congénitas y la vida diaria de las pacientes con estas condiciones. (Vega Gutiérrez, et. al., 2012)

Generalidades de las cardiopatías en el embarazo.

Signos indicadores de cardiopatía en la mujer embarazada

- Cianosis
- Hipocratismo digital
- Ingurgitación yugular persistente
- Soplo sistólico mayor a III-IV/VI
- Soplo diastólico
- Cardiomegalia
- Arritmia sostenida documentada
- Desdoblamiento fijo del segundo ruido
- Signos de hipertensión pulmonar
- Crepitantes bibasales.

Síntomas indicadores de cardiopatía en la mujer embarazada

- Disnea progresiva
- Ortopnea
- Disnea paroxística nocturna
- Hemoptisis
- Síncope de esfuerzo
- Angor de esfuerzo

Fisiología cardiovascular en el embarazo normal

El conocimiento de los cambios hemodinámicos que ocurren durante un embarazo normal es muy importante en el manejo del paciente con enfermedad cardiovascular. Las adaptaciones cardiovasculares en el embarazo tienen el propósito de aumentar la perfusión uterina para satisfacer las demandas del crecimiento de la unidad feto-placentaria. El volumen de sangre materna comienza a elevarse a las seis semanas de gestación; se produce un rápido incremento hasta alrededor de las 32 semanas y alcanza una meseta a partir de entonces, a un incremento máximo de 50% por encima de la no embarazada.

Aunque la masa de glóbulos rojos y el volumen de plasma están aumentados, hay un aumento relativo del volumen plasmático en comparación con la masa de glóbulos rojos, provocando la 'anemia fisiológica del embarazo'. El aumento de volumen sanguíneo se relaciona en parte al aumento de la renina plasmática inducida por los estrógenos. En el embarazo, la renina no solo se produce en los riñones, sino también en el útero y el hígado. (Valladares-Carvajal, et. al., 2011)

Cambios fisiológicos durante el embarazo y el parto

Entre los principales cambios fisiológicos que ocurren durante el embarazo y el parto se encuentran:

- Incremento del volumen plasmático (hasta 30-50%) progresivo, sobre todo a partir del 2º trimestre. Es debido a la relajación de la musculatura lisa vascular por factores endoteliales (prostaciclina y estrógenos) y a la retención hidrosalina.
- Aumento de la frecuencia cardiaca de 10-15%.
- Aumento del gasto cardiaco (G.C.) hasta 30-50% alrededor de las 24-26 semanas de gestación, y luego se mantiene estable.
- Reducción de las resistencias vasculares periféricas que implica una disminución en la tensión arterial sistémica (T.A.)
- Estado de hipercoagulabilidad que aumenta el riesgo de trombo embolismo.
- Durante el parto se produce un aumento del G.C. y de la T.A. con las contracciones uterinas. Inmediatamente después del parto se produce un aumento brusco de la precarga debido a la

descompresión de la vena cava inferior y del retorno de la sangre uterina a la circulación sistémica.

- Las adaptaciones cardiovasculares asociadas a la gestación regresan aproximadamente en 6 semanas después del parto.

En general, los cambios fisiológicos que se suceden en todos los órganos y sistemas durante el embarazo tienen como objetivo permitir que la mujer se adapte a las nuevas condiciones necesarias para responder a las demandas metabólicas del feto en crecimiento. Los cambios en el sistema cardiovascular durante el embarazo representan uno de los más significativos, y en lo que respecta a las enfermedades cardiovasculares congénitas son de gran relevancia; pues predicen desde etapas muy tempranas el éxito o fracaso de la gestación.

Estos cambios tienen como función responder a las demandas hemodinámicas de volumen que deberán ir hacia el útero agrandado por la gestación y su sistema vascular hipertrofiado de forma secundaria. Esto permite aumentar el aporte de nutrientes y oligoelementos para el crecimiento del feto y la placenta. El aumento del volumen circulante atenúa el impacto de la caída del retorno venoso (secundario a la caída de la resistencia vascular sistémica y al efecto mecánico del útero sobre el retorno venoso sistémico). Y por último, protege a la madre en el momento del sangrado asociado al parto.

Tan pronto como se incrementa el volumen circulatorio, el gasto cardíaco (GC) lo hace también desde las 5-8 semanas de gestación. Estos cambios continúan hasta aumentar en un 50% entre la semana 16 y 20 de la gestación, traduciéndose en un volumen de 4,6 l/min hasta 8,7 l/min. El flujo sanguíneo se redistribuye, llegando al útero grávido y la placenta un 25% del GC; el flujo hacia la piel, riñones y glándulas mamarias también aumenta significativamente. El incremento del GC puede incrementar en un 20% más en gestaciones múltiples.

Como respuesta a ese incremento de volumen, los ventrículos se dilatan y se acomodan al nuevo volumen circulatorio. Pero no se traduce a un aumento neto en las presiones de fin de diástole. El volumen de fin de diástole del ventrículo izquierdo (VI) aumenta, pero el volumen de fin de sístole permanece igual, lo que resulta en un aumento puro de la fracción de eyección. Durante esta expansión de volumen no solo aumenta el volumen circulante expresado en el volumen plasmático, sino también el número de eritrocitos; pero comparativamente aumenta más el volumen plasmático, generando una anemia dilucional. El VI desarrolla una ligera hipertrofia fisiológica, con incremento de la masa entre un 30 a 35%, y revierte dentro de los primeros 3 meses posteriores al parto. La función diastólica del VI no cambia con el embarazo.

Debido al aumento de las presiones abdominales y pélvicas por el útero aumentado de tamaño ocurre disminución y enlentecimiento del retorno venoso sistémico desde los miembros inferiores, lo cual genera de forma secundaria edema de miembros inferiores y en zona pélvica, predisponiendo a trombosis venosa profunda (asociada a otros factores de riesgo).

La presión de la vena cava inferior y venas femorales aumenta hasta un 75%. Y debido a la circulación colateral el retorno venoso se mantiene, garantizando así una estabilidad de la presión de llenado.

La presión arterial sistólica, diastólica y media disminuyen a valores de cerca de la mitad pregestacionales, siendo más notoria la caída de la presión diastólica, causada por los efectos neurohormonales de los progestágenos con reducción de la resistencia vascular sistémica (RVS), la cual disminuye gradualmente, alcanzando su punto máximo a las 20 semanas (hasta un 35% menos de los valores pregestacionales). Posteriormente aumenta al llegar la gestación a término; sin embargo, permanece aproximadamente un 20% por debajo de la de base, y esta disminución en la presión arterial puede permanecer después del parto dado que es posible que se produzcan cambios vasculares a largo plazo. La presión de la cuña capilar pulmonar y la presión venosa central no cambian considerablemente.

Al llegar al término de la gestación puede haber aumento en la presión arterial sistólica braquial, secundaria al aumento de la RSV por la compresión aórtica. Del 10 al 15% de las embarazadas presentan el síndrome de hipotensión supina que se manifiesta con bradicardia más hipotensión, resultante de una caída muy importante del retorno venoso que no puede ser compensada adecuadamente por el sistema cardiovascular.

Cambios resultantes de exámenes físicos en el sistema cardiovascular

En términos generales, el embarazo causa aumento en el tamaño cardíaco por aumento en el volumen y la fuerza de contracción. Sumado a esto, la elevación del diafragma por el agrandamiento del útero causa cambios en el examen físico que describiremos a continuación: a la auscultación se puede encontrar acentuado el primer ruido cardíaco, con desdoblamiento de componente mitral y tricúspide; el segundo ruido tiene pocos cambios y varía menos con la respiración; un tercer y cuarto ruido cardíaco se puede auscultar hasta en un 16% de las embarazadas y normalmente desaparecen al término; en algunas pacientes aparecen soplos, habitualmente grado II sistólicos audibles en el borde esternal izquierdo, debido a que los cambios de volumen mencionados causan dilatación del anillo tricuspídeo.

El desplazamiento diafragmático genera un movimiento del corazón hacia la izquierda y en sentido cefálico, lo que se traduce en un desplazamiento de punto de máximo impulso en el mismo sentido, además de una visualización más grande de la silueta cardíaca en la radiografía de tórax. La elevación del diafragma genera movimiento del corazón, lo que produce que se vea una silueta cardiaca más grande en la radiografía de tórax.

El electrocardiograma también tiene cambios que son más marcados en el tercer trimestre. Frecuencia cardíaca aumentada, los segmentos PR y QT se acortan, el eje del QRS se desplaza a la derecha en el primer trimestre pero puede cambiar a la izquierda en el tercero. También se puede observar un segmento ST deprimido o aplanado en las derivaciones precordiales izquierdas y de las extremidades. En ocasiones también se pueden encontrar ondas T invertidas en las derivaciones DIII, V1-V3.

El estudio ecocardiográfico muestra hipertrofia excéntrica del ventrículo izquierdo desde las 12 semanas con aumento de la masa en un 50% al término. Los diámetros de los anillos valvulares aumentan y puede verse algún grado de regurgitación, pero el anillo valvular aórtico no cambia.

El riesgo materno

La estratificación del riesgo se basa en los conocimientos básicos acerca de los cambios fisiológicos producidos durante el embarazo, en el conocimiento establecido de ciertas condiciones que implican mortalidad elevada. Recientemente, se publicaron un par de estudios prospectivos observacionales sobre factores de riesgo para las complicaciones cardiovasculares durante el embarazo, así como pequeños estudios de cada enfermedad específica, la mayoría retrospectivos y sin información ecocardiográfica. De forma general, los aspectos que deben considerarse son:

- Las enfermedades que implican gasto cardiaco limitado, es decir, las afecciones obstructivas izquierdas, no van a ser bien toleradas.
- La caída de las resistencias vasculares periféricas implicará que se tolerará bien las insuficiencias valvulares del lado izquierdo y los cortocircuitos izquierda-derecha, mientras que, por la misma razón, no se tolerará bien las condiciones con cortocircuito derecha-izquierda.
- Está bien establecido que la hipertensión pulmonar primaria y el síndrome de Eisenmenger implican un riesgo prohibitivo, con mortalidad entre 30 y 50% durante el embarazo.
- La necesidad de anticoagulación secundaria a prótesis mecánica implica un riesgo materno y fetal importante.

El riesgo para el feto

Las cardiopatías congénitas constituyen el grupo más frecuente de anomalías congénitas y presentan elevada morbimortalidad. El enfoque actual de la medicina fetal consiste en abordar al feto como paciente.

El diagnóstico prenatal de cardiopatías congénitas, debe realizarse como parte de la evaluación anatómica fetal de cada trimestre del embarazo. Dicha evaluación está indicada en toda embarazada, puesto que la mayoría de las cardiopatías congénitas se presentan en la población de bajo riesgo, es decir sin factores de riesgo identificables.

Existe un pequeño grupo de cardiopatías que, debido a su naturaleza evolutiva y su propia fisiopatología, solo pueden identificarse en etapas avanzadas del embarazo o incluso luego del nacimiento. Entre ellas se destacan, la coartación de aorta, tetralogía de Fallot, defectos septales y tumores cardíacos.

Conforme avanza el embarazo existen factores que dificultan su evaluación (posición fetal, movimientos fetales, osificación de las costillas, cantidad de líquido amniótico).

El ecocardiograma Doppler fetal es una evaluación detallada que permite identificar y caracterizar anomalías cardiacas fetales previas al nacimiento. La evaluación incluye cortes ecográficos axiales y complementarios; la evaluación de la función y el ritmo cardíacos, y biometría cardíaca.

Permite identificar fetos que requieren intervenciones pre y post natales inmediatas. En pacientes de riesgo, la evaluación debe realizarse en cada trimestre.

Posterior al diagnóstico de una cardiopatía congénita, el manejo debe llevarse a cabo a través de un equipo multidisciplinario conformado por distintos especialistas: médico cardiólogo infantil, obstetra, genetista perinatal, neonatólogo, psicólogo, cirujano fetal y cirujano infantil de acuerdo a la necesidad de cada caso en particular. De esta manera se permite establecer el tiempo óptimo de nacimiento, el sitio adecuado y el manejo postnatal, de acuerdo a las opciones terapéuticas disponibles y el pronóstico perinatal. Siendo además fundamental la asesoría completa a los padres, los principales objetivos consisten en bridar un diagnóstico preciso, proveer información clara del pronóstico, brindar opciones de tratamiento y ayudar la toma de decisiones respetando su autonomía.

El diagnóstico de las cardiopatías congénitas críticas, permite coordinar el nacimiento de manera programada y reducir la mortalidad previa a la cirugía, en comparación con el diagnóstico postnatal.

En fetos con patología seleccionada, la terapia fetal permite modificar la historia natural de la enfermedad y con ello mejorar su pronóstico; tales como la administración transplacentaria de antiarrítmicos en fetos con arritmias y el riesgo de falla cardíaca, la valvuloplastia aórtica con balón en fetos con estenosis aórtica crítica, la valvuloplastia pulmonar con balón en fetos con atresia pulmonar y la atrioseptostomía en pacientes con ventrículo izquierdo hipoplásico.

Se debe considerar antes de la concepción el riesgo de transmisión de cardiopatía congénita a los hijos. En general, se puede estimar este riesgo en alrededor del 4%, mientras que el riesgo de cardiopatías congénitas en la población general es 0,8%.

Algunas condiciones se heredan con un patrón autosómico dominante, como el síndrome de DiGeorge, el Síndrome de Marfan, la miocardiopatía hipertrófica o el síndrome de Noonan, con un riesgo de transmisión del 50%. En estos casos, la futura posibilidad de realizar una biopsia coriónica a las 12 semanas de embarazo permitirá el diagnóstico prenatal.

La incidencia de complicaciones fetales y neonatales en las gestantes con cardiopatía es mayor que en la población general, y el retraso del crecimiento intrauterino, la prematuridad, la hemorragia intracraneal y la pérdida fetal son las principales complicaciones descritas.

Tratamiento de la enfermedad cardiaca durante el embarazo

Muchas mujeres con enfermedad cardiaca en el mundo, tuvieron embarazos inadecuados, pero pocas de ellas recibieron valoración y control por parte de grupos médicos apropiados (cardiólogo, internista, obstetra, genetista, neonatólogo y anestesiólogo). Por esto, de acuerdo con sus condiciones de base y su estado gestacional, es importante que las pacientes reconozcan, los síntomas normales y anormales para consultar de manera oportuna y ser tratadas por un grupo médico idóneo.

Los avances en cirugía cardiaca modificaron la historia de las cardiopatías congénitas y permiten que cada vez exista un número mayor de mujeres que llegan a la edad adulta y están en condiciones de llevar un embarazo.

Sólo en países en desarrollo, donde la cardiopatía reumática tiene una situación que prevalece, las lesiones ocasionadas por la misma son responsables de complicaciones durante la gestación, momento en el cual se manifiestan la mayoría de las alteraciones cardiacas secundarias a los cambios fisiológicos en los distintos parámetros hemodinámicos. No obstante, si las pacientes no reconocen los síntomas anormales y no reciben estudio y tratamientos apropiados, su pronóstico y el producto de su embarazo, será más reservado, a pesar de la tecnología y el equipo humano disponibles.

Los tipos de cardiopatías congénitas más frecuentes en el embarazo son:

Comunicación interauricular (C.I.A.) Si no hay hipertensión pulmonar, el embarazo se tolera bien aunque no esté corregido el defecto, aunque después de la cuarta década aumenta el riesgo de arritmias supraventriculares y el riesgo de embolismo paradójico.

Comunicación interventricular (C.I.V): Si es grande y no está corregida puede producir insuficiencia cardiaca (I.C.) y arritmias. Si hay H.T.P. El riesgo materno es muy elevado. Si la C.I.V. Es restrictiva, el embarazo suele ser bien tolerado, aunque hay riesgo de endocarditis bacteriana. En casos de C.I.V. no reparadas, en el post-parto puede haber una hipotensión severa por sangrado e invertir el cortocircuito, requiriendo volumen y vasopresores para su estabilización.

Ductus: Cuando es pequeño sólo existe riesgo de endocarditis. Si grande y se intervino se puede considerar normal, aunque podrían quedar secuelas de resistencias pulmonares elevadas o de dilatación ventricular. Cuando es grande y persistente, puede aparecer I.C. y en este caso recomendar reposo y diuréticos, así como valorar la necesidad del cierre. En el post-parto, si hay H.T.P., la hipotensión arterial puede invertir el cortocircuito, igual que en la C.I.V.

Coartación aórtica: En la intervenida, sin H.T.A., las complicaciones maternas son infrecuentes, pero pueden ser graves. A pesar de la corrección quirúrgica en la infancia y la normalización de la T.A., existe riesgo durante el embarazo de disección o rotura aórtica, sobre todo en las aortoplástias con parche de Dacron, angioplastias con catéter balón en coartación nativa y asociadas a una aorta bicúspide. Otras complicaciones pueden ser Insuficiencia Cardiaca, H.T.A., angina y endocarditis infecciosa. Existe controversia de si la finalización de la gestación debe ser por cesárea o parto normal.

Tetralogía de Fallot: Es la C.C. cianótica con más experiencia en embarazos post corrección. El riesgo es similar a la población general, en especial si las lesiones residuales (insuficiencia pulmonar y obstrucción al tracto de salida del Ventrículo derecho) son de grado ligero, si hay una adecuada función ventricular y no se presenten arritmias con el esfuerzo. Indicadores de mal pronóstico serían el hematocrito > 60%, saturación O_2 < 80%, presión sistólica del Ventrículo derecho > 50% de la sistémica y antecedente de síncope.

Luego de esta clasificación puede declararse que los dos grandes grupos existentes de cardiopatías congénitas en el embarazo son:

Cardiopatías congénitas reparadas: constituyen el escenario ideal, pues toda niña con CC debería ser llevada a una reparación quirúrgica y/o hemodinámica durante la infancia o la adolescencia, permitiendo así que la situación hemodinámica previa al reparo quirúrgico y/o hemodinámico (muchas veces no compatible con la vida en CC complejas), restaure la hemodinámica normal y así llegar a la vida adulta.

En particular, a las mujeres reparadas de CC, permite que puedan (según la CC) desarrollar una gestación en la vida adulta. Pero esta afirmación debe ser analizada con cuidado pues no todas las CC son susceptibles de desarrollar una gestación normal. Realmente, después de una reparación de CC, suelen quedar residuos de CC, secuelas y complicaciones que deterioran el estado hemodinámico de la mujer. A este hecho se añaden las enfermedades no cardiovasculares y cardiovasculares adquiridas, que suman morbilidad.

En resumen, residuos hemodinámicos de CC se manifiestan como shunts persistentes a distinto nivel (auricular, ventricular, valvular) o extracardíacos que aumentan el flujo pulmonar, deterioran la función cardiaca, causan nuevas insuficiencias valvulares, teniendo además efecto proarritmogénico, entre otras más consecuencias.

Tal y como se describió previamente, durante el embarazo el incremento del volumen circulante, aumento del GC, incrementarían el efecto hemodinámico de los residuos de CC (ejemplo: comunicación interventricular residual, insuficiencia valvular residual, estenosis valvular residual), en general disminuyendo la capacidad del sistema cardiovascular de adaptarse a los cambios fisiológicos que deberían ser normalmente tolerados durante el embarazo.

Cardiopatías congénitas no reparadas: este escenario no es el adecuado, ya que muchas mujeres portadoras de CC ni siquiera sabían que tenían una CC. No es infrecuente el diagnóstico por vez primera de una CC en la vida adulta, y justo cuando sucede ante un escenario de complicación por CC durante el transcurso de un embarazo.

Si bien muchas de las CC diagnosticadas por vez primera en la edad adulta son simples o de mediana complejidad, no es infrecuente encontrar CC complejas no reparadas. Concretamente en LATAM y países del Caribe el diagnóstico de CC no reparadas en la edad adulta puede ser de hasta el 30%.

En resumen, todos los cambios hemodinámicos fisiológicos se duplicarán o triplicarán según el grado de repercusión hemodinámica de la CC no reparada. Y dependiendo de qué tipo de CC sea (cianosante o no cianosante) algunas no podrán continuar la gestación o no llegar a término. Con consecuencias no sólo sobre el feto que en muchos casos termina inmaduro y falleciendo, sino además con graves consecuencias sobre la salud materna.

Cardiopatías complejas

Hay un grupo de Cardiopatías Congénitas más complejas que estadísticamente son poco frecuentes, pero que comportan importantes problemas clínicos, como la Atresia tricuspídea, la Enfermedad de Ebstein, Ventrículo único y Truncus. En la serie de Presbitero 7, de 96 embarazos en 44 pacientes con C.C. cianótica, excluyendo la situación de Eisenmenger, la frecuencia de complicaciones maternas fue del 32%: Insuficiencia cardíaca, Taquicardia paroxística supraventricular, trombosis y endocarditis. Siendo el número de recién nacidos vivos 41 (43%), de los cuales 15 (37%) fueron prematuros.

Transposición de grandes arterias: Las pacientes intervenidas con la técnica de Senning o de Mustard, el principal problema estará relacionado con la tolerancia del V.D., que está sometido a presión sistémica, por la sobrecarga de volumen que supone la gestación. También puede ser frecuente el bloqueo aurículo ventricular. De las pacientes corregidas con la técnica de Jatene (Switch arterial) todavía hay poca información.

Atresia tricuspídea: Con el tratamiento de Fontan, la mujer puede llevar a cabo un embarazo bien tolerado, a pesar de que el único ventrículo debe asumir la sobrecarga de volumen. Como complicaciones podrían aparecer I.C. o Flutter auricular. En la serie de Canobio 10 de 126 mujeres operadas con la técnica de Fontan, se registraron 38 embarazos, con 45% de RN vivos, todos ellos de bajo peso.

Enfermedad de Ebstein: Las complicaciones maternas van a depender del grado de insuficiencia tricuspídea, de la disfunción ventricular derecha y de la cianosis por el cortocircuito derecha-izquierda auricular. Cuanto más cianosis, más riesgo de embolia paradójica, hipoxemia fetal, endocarditis e I.C. derecha. La incidencia de arritmias supraventriculares paroxísticas aumenta durante la gestación.

Síndrome de Eisenmenger: Tal como se comentó anteriormente, la mortalidad materna es importante y puede alcanzar 50%, así como el riesgo fetal de abortos, prematuridad o bajo peso, por lo que el altamente recomendable evitar la gestación. Daliento estudia la Historia natural y factores de riesgo en 188 pacientes con Síndrome de Eisenmenger, seguidos 31 años y encuentra una mortalidad materna significativa (27%) relacionada con la gestación, una alta incidencia de abortos espontáneos (35,8%), así como de cardiopatías en los hijos (20%).

En caso de gestación estará aconsejada la hospitalización precoz por el riesgo de parto prematuro, y el tratamiento anticoagulante las 8-10 últimas semanas y las 4 semanas post parto.

Entre las valvulopatías están las siguientes catalogadas:

Estenosis Mitral: La más frecuente es de origen reumático. En la Estenosis Mitral de grado ligero o modera do el tratamiento será médico con diuréticos para mejorar los síntomas de congestión pulmonar y venosa, y los betabloqueantes para disminuir la frecuencia cardíaca (F.C.) materna y así prolongar el llenado diastólico ventricular.

En los casos de estenosis mitral severa (clase funcional III-IV y/o área mitral < 1cm 2, se deberá recomendar previamente a la concepción la valvuloplastía mitral (percutánea o quirúrgica), dado que aumenta considerablemente el riesgo materno y fetal. Se aconsejará el parto vaginal con monitorización hemodinámica, con mantenimiento hasta varias horas después, dado el aumento súbito de la precarga después del alumbramiento.

Insuficiencia mitral: Generalmente estará provocada por un prolapso de la válvula mitral y suele ser bien tolerada, dada la reducción de las resistencias vasculares sistémicas.

El manejo médico de las pacientes sintomáticas se basa en el tratamiento diurético para la congestión pulmonar y vasodilatadora cuando se acompaña de H.T.A. sistémica. Recordar que los I.E.C.A.S. están contraindicados en el embarazo.

Estenosis aórtica: La causa más frecuente es la congénita. Puede empeorar debido al aumento fisiológico de la precarga y la disminución de la postcarga que se produce en el embarazo, por tanto cuando hay una estenosis severa (gradiente > 50 mmHg) o sintomática, debería evitarse la gestación hasta su corrección. La valoración de la tolerancia a un embarazo se tendría que realizar antes de la concepción mediante ecocardiografía y ergometría.

Cuando la estenosis es severa, incluso en mujeres asintomáticas, existe un riesgo elevado durante la gestación de aparición de edema pulmonar, angina, I.C. izquierda, muerte súbita y abortos. En los casos de válvula bicúspide hay más riesgo de dilatación de la raíz aórtica, que aumentaría la probabilidad de disección en el tercer trimestre de la gestación.

Insuficiencia aórtica: Cuando la función ventricular izquierda esta conservada suele ser bien tolerada durante el embarazo. Generalmente es debida a una válvula bicúspide o a un Síndrome de Marfán. El tratamiento, si es necesario será con diuréticos y vasodilatadores. Los I.E.C.A.S. deberán evitarse durante la gestación, siendo sustituidos por nifedipina o hidralacina.

Síndrome de Marfán: Las mujeres con esta entidad a menudo tienen dilatación aórtica progresiva con insuficiencia aórtica, y prolapso mitral que produce insuficiencia mitral (I.M.). Las complicaciones más importantes son la disección y la rotura aórtica. Ante la posibilidad de una gestación, se tendrá que valorar raíz aórtica ya que un diámetro > 4-5 cm se asocia a un mayor riesgo de complicaciones fatales por lo que se desaconsejaría el embarazo.

Durante la gestación se recomiendan ecocardiogramas seriados aunque el tamaño aórtico sea normal, así mismo se restringe la actividad física y se recomienda el tratamiento con betabloqueantes, en caso necesario, para evitar la dilatación aórtica progresiva.

En el momento del parto, parece recomendable anestesia general y cesárea para evitar los aumentos súbitos de la presión arterial.

Prótesis valvulares

La mortalidad materna se estima en las portadoras de prótesis mecánicas entre 1-4% y está relacionada con la trombosis de la válvula. El estado de hipercoagulabilidad aumenta el riesgo de tromboembolismo. Habrá un riesgo fetal añadido por los anticoagulantes.

El uso de anticoagulantes en la mujer embarazada con prótesis es indispensable por el riesgo aumentado de tromboembolismo. No obstante, el tipo de anticoagulación es controvertida, existen diferentes pautas y se debe llegar a un consenso con la mujer embarazada sobre el tipo de pauta a seguir.

Los dicumarínicos son los que mejor protegen a la mujer contra el riesgo de trombosis, pero durante las 6-10 primeras semanas de gestación pueden provocar embriopatía en el feto. Así mismo al final de la gestación tienen riesgo de pérdida fetal o de sangrado masivo en la mujer durante el parto. La heparina s.c. o i.v. está indicada para evitar el riesgo de embriopatía pero en la gestante puede provocar trombocitopenia, osteoporosis, hematomas o abscesos estériles.

La heparina de bajo peso molecular no afecta al feto pero al igual que la heparina sódica tiene riesgo de trombopenia y no hay bibliografía que demuestre que su utilidad en mujeres embarazadas con prótesis mecánica, aunque es muy usada en patología autoinmune.

Sin embargo hay un grupo de lesiones cardiacas que no se pueden detectar en el periodo prenatal:

- Ductus arterioso persistente.
- Defecto del tabique interauricular tipo ostium secundum.
- Obstrucciones leves/moderadas de los grandes vasos (estenosis aórtica, estenosis pulmonar y coartación de la aorta).
- Algunas comunicaciones interventriculares.

Indicaciones maternas frecuentes de ecocardiografía fetal y riesgo aproximado de defecto cardiaco fetal (Mendoza-Calderón, et. al., (2012) & Mayorga, et. al., 2013)

1) <u>Historia familiar</u>

    a. Un hijo previo afectado (~2%)

b. Dos hijos afectados (~10%)

c. Cardiopatía materna (~4%)

d. Cardiopatía paterna (~2%)

e. Síndromes genéticos (variable)

2) <u>Enfermedad metabólica materna pre-existente</u>

a. Diabetes Mellitus (4-6%)

b. Fenilcetonuria (12-16%)

3) <u>Infecciones maternas</u>

a. Parvovirus B19

b. Rubéola

c. Coxsackie

4) Exposición a teratógenos

a. Retinoides

b. Fenitoína

c. Carbamazepina

d. Ácido valproico

e. Litio

f. Alcohol

5) <u>Anticuerpos maternos</u>

a. Anti-Ro (SSA) y Anti-La (SSB)

Anticoncepción en la mujer con cardiopatía

Es un instrumento fundamental para evitar embarazos no planificados o hacer obligatoria una terminación de éste. Ningún anticonceptivo es el ideal para una mujer con cardiopatía y se debe tener en cuenta los siguientes aspectos:

- Los métodos "naturales" y los de barrera no son recomendables por su alta tasa de fallos.
- Los anticonceptivos orales combinados están contraindicados si hay riesgo de tromboembolia, por el riesgo trombótico de los estrógenos.
- Los anticonceptivos con progestágenos solos no aumentan el riesgo trombótico y tienen pocos efectos secundarios (metrorragias irregulares), pero su eficacia es menor que la de los combinados. Se puede plantear el uso de progestágenos por vía intramuscular, sobre todo en adolescentes con dudas sobre si mantendrán el tratamiento diario con medicación oral.
- Los dispositivos intrauterinos liberadores de progestágenos son un avance importante, pues tienen una alta eficacia, no aumentan el riesgo de trombosis y reducen el sangrado menstrual.

- Los métodos de esterilización definitiva se deben plantear en mujeres con un riesgo elevado en caso de embarazo o cuando la pareja ha completado sus deseos de tener hijos. (Román Rubio, et. al., (2010) & 25. Fayad Saeta, et. al., (2009).

Graduación y estratificación de riesgo cardiovascular

En condiciones ideales toda mujer en edad fértil que es portadora y sobreviviente de reparo de una CC debe tener en su historial médico el riesgo pregestacional ya debidamente preestablecido por su médico cardiólogo tratante en ACC. Este riesgo pregestacional está determinado en base al tipo de CC, estado clínico actual, clase funcional NYHA (New York Heart Association), entre otras variables.

Existen diferentes escalas y puntajes o scores que permiten calcular y establecer el riesgo de complicaciones adversas durante el embarazo y CC. Entre ellas el score de riesgo CARPREG I y II [(Cardiac disease in pregnancy) (Enfermedad cardiovascular en embarazadas)], el cual determina cuatro predictores de complicaciones maternas: eventos cardíacos previos, clase funcional de la NYHA > II o cianosis, obstrucción del corazón izquierdo y disfunción miocárdica.

Los eventos cardíacos adversos son 5, 27 y 75% cuando, respectivamente, no existe ningún factor, existe uno y existen más de un factor de riesgo.

El score de riesgo ZAHARA [(Zwangerschap bij aangeboren hartafwijking) (Pregnancy in women with congenital heart disease) (Embarazo en mujeres con cardiopatía congénita)], permite de igual manera calcular la frecuencia de eventos cardíacos adversos17. Pero el más completo y utilizado es la escala de clasificación de riesgo gestacional modificada de la Organización Mundial de la Salud [mWHO (modified World Health Organization)], la cual parece ser más objetiva y fácil de aplicar.

Además de la escala de la mWHO, recomendamos desde el capítulo de ACC y el Consejo de Cardiología Pediátrica de la Sociedad Interamericana de Cardiología (SIAC) conocer y aplicar los criterios de la Clase Anatomo Funcional en ACC [(CAF-ACC) (APC-ACHD) (Anatomic and Physiological Classification in Adults with Congenital Heart Disease)], la cual fue propuesta en las guías norteamericanas de manejo de ACC de la Asociación Americana del Corazón y el Colegio Americano de Cardiología del 2018 [(American Heart Association and American College of Cardiology (AHA/ACC) guidelines in Adult Congenital Heart Disease 2018)].

La CAF-ACC integra la anatomía o morfología de la CC reparada o no reparada con la clase funcional de la NYHA (New York Heart Association) y la combinación con 9 variables clínicas, que de estar presentes o no, añaden morbilidad. Estas variables clínicas son: hipoxemia, hipertensión arterial pulmonar, defecto hemodinámicamente significativo, estenosis venosa y arterial, capacidad de ejercicio, disfunción de órgano blanco, enfermedad valvular adquirida concomitante, arritmia y aortopatía.

La combinación del tipo de CC (simple, mediana o alta complejidad) ya sea reparada o no reparada sumado a la clase funcional NYHA (I, II, III y IV) y las variables presentes en la mujer con CC nos determina finalmente 4 estados CAF-ACC, que en su respectivo orden de menor a mayor gravedad son: A, B, C y D.

Desde el capítulo de ACC y el Consejo de Cardiología Pediátrica de la SIAC recomendamos, además de aplicar la escala mWHO, combinarla con la aplicación de la CAF-ACC, obteniendo así el más alto grado de precisión objetiva en clasificar el riesgo gestacional en mujeres con CC.

Estableciendo la CAF-ACC y el riesgo mWHO se pueden determinar los cambios en la evolución gestacional que nos permitan determinar el comportamiento clínico y así establecer un plan de atención del parto y vigilancia hemodinámica. Esta objetividad más precisa de la estratificación de riesgo nos permite, además, anticiparnos y evitar consecuencias graves hemodinámicas en el posparto inmediato y etapa de puerperio temprana, en donde se suceden la mayoría de complicaciones en las mujeres con CC. De este modo se garantiza una adecuada atención materna infantil.

Consideraciones especiales

Todos los embarazos que cursan con hipertensión pulmonar (HP) deben tener un seguimiento cercano, con terapias avanzadas, y el parto debe de ser con un equipo multidisciplinario con experiencia en HP20. Como norma general, existe contraindicación absoluta para el embarazo ante la presencia del síndrome de Eisenmenger. En caso de cianosis severa (SO2 < 85%) se desaconseja el embarazo.

En caso de válvulas mecánicas, los antagonistas de vitamina K se deben cambiar por algún tipo de heparina de bajo peso molecular durante el primer trimestre. Luego, durante el segundo trimestre, se puede volver a usar antagonistas de vitamina K hasta la semana 36, para evitar la trombosis por la heparina.

Estudios que evalúan la utilidad de los resultados adversos del embarazo en la estratificación del riesgo de enfermedad vascular

Relativamente pocos estudios publicados han evaluado rigurosamente la utilidad de agregar los antecedentes de resultados adversos en el embarazo en la estratificación convencional del riesgo de enfermedad vascular. Estos estudios sugieren que, aunque los resultados adversos en el embarazo pueden ser un factor para un desarrollo precoz de enfermedad vascular, es posible que no contribuyan sustancialmente a la predicción de EV o a la reclasificación neta de EV si se tienen en cuenta los factores de RV establecidos.

De hecho, podría ser que el peso de los resultados adversos en el embarazo como factor de riesgo vascular pudiera confundirse con la Diabetes Mellitus, la hipertensión arterial y la dislipemia ya presentes. Estudios previos han evaluado la información adicional proporcionada por los siguientes resultados adversos en el embarazo: pérdida fetal, trastornos hipertensivos del embarazo, parto pretérmino y preeclampsia, preeclampsia, hipertensión gestacional, parto pretérmino o parto de feto pequeños para la edad gestacional.

La capacidad predictiva que pueden agregar los resultados adversos en el embarazo puede estar limitada por su menor prevalencia en comparación con los factores de riesgo vascular tradicionales y los datos más actuales proporcionados por los factores de riesgo vascular clásicos. Además, los estudios de estratificación del riesgo de evento vascular considerando resultados adversos en el embarazo se han realizado en mujeres de mediana edad y edad avanzada, etapas donde es más probable que ya se hayan podido desarrollar factores de riesgo vascular convencionales, lo que limita la posible contribución de los resultados adversos en el embarazo en la identificación de mujeres con mayor riesgo a largo plazo de evento vascular.

Modificación del estilo de vida para la reducción de rae en mujeres con trastornos relacionados con el embarazo como primera medida

Es fundamental establecer políticas de promoción de la salud y entornos saludables que fomenten unos estilos de vida saludables, modificando factores de riesgo como la inactividad física, la alimentación no saludable, el consumo de tabaco y alcohol, la exposición a contaminación atmosférica y acústica, (sobre todo por tráfico rodado), y actuando sobre el cambio climático.

Es decir, hacer fácil lo saludable, creando entornos donde las opciones por defecto sean promotoras de salud. Entre las recomendaciones para promover la práctica de actividad física y la reducción del sedentarismo se incluyen medidas urbanísticas que faciliten una movilidad activa y saludable, el transporte activo y aumentar la disponibilidad de espacios y equipamientos que faciliten la actividad física en las escuelas y el entorno comunitario.

Para promover una alimentación saludable se incluyen medidas legislativas para prohibir o reducir las grasas trans, reducir el aporte calórico, de sal, azúcares añadidos y grasas saturadas en los alimentos y bebidas preparadas, medidas fiscales (impositivas o incentivas) sobre algunos alimentos y bebidas, y la disponibilidad de comidas saludables en los menús servidos y en las máquinas distribuidoras de alimentos en el entorno escolar y laboral.

Se incluyen también recomendaciones, principalmente legislativas, para reducir el consumo de tabaco y alcohol: regulación sobre el consumo en lugares públicos; disponibilidad y venta; publicidad; etiquetado y empaquetado; políticas de precios y la implementación de campañas educacionales.

Por último, se recomiendan medidas para reducir las emisiones de partículas pequeñas y contaminantes gaseosos, el uso de combustibles sólidos y el tráfico rodado, así como limitar las emisiones de dióxido de carbono para reducir la morbimortalidad por eventos vasculares.

El enfoque poblacional puede conllevar numerosos beneficios, como reducir la brecha en las desigualdades en salud, prevenir otras enfermedades no transmisibles que tienen factores de riesgo y determinantes comunes con los eventos vasculares, como el cáncer, las enfermedades pulmonares y la diabetes mellitus tipo 2, así como ahorrar los costes sanitarios y sociales de los episodios vasculares evitados.

Asimismo, es necesario comprender que las condiciones de vida y los determinantes sociales de la salud marcan, no sólo diferente riesgo vascular, sino también diferente acceso a las medidas de prevención y promoción. Por ello, es clave mantener el enfoque de equidad (incluido el enfoque de género) en el desarrollo de las estrategias o intervenciones.

Patrones dietéticos para optimizar la salud vascular en mujeres en edad reproductiva, y embarazadas. Los patrones dietéticos saludables pueden optimizar la salud vascular de todas las mujeres, lo que puede ser especialmente importante antes del embarazo. Los estudios de cohortes epidemiológicas sugieren que los patrones dietéticos saludables hasta tres años antes del embarazo (es decir, caracterizados por una alta ingesta de frutas, verduras y legumbres, frutos secos y pescado, y una baja ingesta de carnes rojas y procesadas) se asocian con un menor riesgo de trastornos hipertensivos del embarazo, diabetes gestacional y parto pretérmino.

La nutrición materna en los doce meses previos a la concepción puede afectar el crecimiento y desarrollo fetal, así como la edad gestacional y el peso del recién nacido. Entre las mujeres con embarazos sin complicaciones, la dieta DASH (Dietary Approaches to Stop Hypertension) se asoció con una presión arterial más baja que otros patrones dietéticos.

Una dieta rica en proteínas y frutas se asoció con un menor riesgo de parto pretérmino, mientras que una dieta alta en grasas y azúcares se relacionaba con un mayor riesgo de parto pretérmino. Entre las mujeres con diabetes gestacional, la dieta DASH se asoció con mejores resultados en el embarazo, incluyendo un menor requerimiento de insulina.

Seguir la dieta DASH durante el embarazo se asociaba con un menor riesgo de parto pretérmino según un estudio de cohortes. Aunque estas asociaciones podrían confundirse con otros factores médicos y de estilo de vida favorables, parece evidente que recomendar el consumo de una dieta saludable, como la dieta mediterránea, es un programa adecuado de salud.

Consideraciones especiales para optimizar la ingesta dietética en mujeres en edad reproductiva y embarazada con diabetes gestacional o preeclampsia. Se recomienda que las mujeres en edad reproductiva consuman suplementos de ácido fólico y hierro, además de un patrón dietético saludable.

La profilaxis de la anemia ferropénica durante el embarazo se basa en asegurar el aporte de 30 mg de hierro elemental al día en el embarazo en las gestaciones únicas y 60 mg/día en las gestaciones múltiples.

Durante la lactancia el aporte debe ser de 15 mg/día durante la lactancia. Se recomienda realizar una dieta equilibrada con alimentos ricos en hierro (carne de vacuno, pollo, pavo o cerdo, pescado, verduras [espinacas y acelgas], legumbres [lentejas], frutos secos y cereales fortificados), junto con el consumo de suplementos de hierro oral a dosis bajas a partir de la vigésima semana de gestación en las mujeres en las que se comprueba que existen unas reservas inadecuadas de hierro.

En gestantes con riesgo de anemia ferropénica como las gestaciones múltiples, cirugías gastrointesti-nales, dietas pobres en hierro, adolescentes o con periodos intergenésicos cortos menores de un año, se puede valorar estudio específico mediante perfil férrico y suplementar si se confirma una anemia ferropénica. Es preferible tomar los suplementos al acostarse o entre comidas junto con vitamina C para favorecer su absorción, siempre y cuando los efectos secundarios lo permitan, y no deberían tomarse con té, leche o café.

Alguna observación sugiere que la suplementación universal con hierro a las mujeres sanas, con una nutrición adecuada y con un estado normal del hierro, no es necesaria y puede no ser innocua, aconsejando que la administración del suplemento se ajuste a las necesidades individuales.

En España, la Dirección General de Salud Pública del entonces Ministerio de Sanidad y Consumo aconseja que la mujer sin el antecedente de un embarazo afectado por un Defecto del Tubo Neural (DTN) que planifica una gestación debe tomar 0,4 mg/día de ácido fólico, mientras que aquella con el antecedente de un embarazo afectado por un DTN debe tomar 4 mg/día de ácido fólico, en ambos casos desde al menos un mes antes de la gestación y durante los tres primeros meses del embarazo, además de una dieta con alimentos ricos en ácido fólico (NE=Ia-A).

El cumplimiento de las recomendaciones dietéticas y de actividad física puede reducir el riesgo de desarrollar diabetes gestacional. El mayor riesgo de desarrollar diabetes tipo 2 entre las mujeres que tenían diabetes gestacional sugiere que la adopción de una dieta saludable puede ser particularmente valiosa para prevenir la diabetes tardía.

Aunque un alto nivel de evidencia documenta el efecto beneficioso de un patrón dietético saludable para disminuir la presión arterial en la población general, existen datos inconsistentes sobre su valor en la prevención del desarrollo de hipertensión crónica después de la preeclampsia. Ensayos clínicos futuros podrían investigar la eficacia de los cambios en la dieta para prevenir el desarrollo de factores de riesgo de EV en mujeres que han experimentado un RAE, particularmente diabetes gestacional y trastornos hipertensivos del embarazo.

Actividad física para optimizar la salud vascular en mujeres en edades reproductivas y embarazadas. La obesidad materna y el aumento excesivo de peso gestacional se relacionan a corto plazo con dificultades sobre la lactancia (que según se revisa en este documento, tiene efectos protectores sobre la salud cardio-metabólica) y, a largo plazo, con la retención de peso postparto, la diabetes tipo 2 y el aumento de los riesgos de trastornos hipertensivos del embarazo posteriores.

La obesidad preconcepcional y el aumento de peso gestacional excesivo también conducen a mayores riesgos de resultados adversos para la descendencia relacionados con la adiposidad, como un mayor IMC infantil y más masa de grasa corporal total y abdominal, riesgos cardio-metabólicos como la hipertensión arterial infantil, cambios en la estructura cardíaca y alteración de parámetros bioquímicos como altos niveles de insulina y triglicéridos, así como niveles bajos de colesterol HDL.

Las intervenciones dirigidas por profesionales de la salud pueden tener mayor eficacia en la reducción de peso que las dirigidas por profesionales no sanitarios, y la dieta y el ejercicio supervisado combinados mostraron una mayor reducción de peso promedio en un metanálisis donde concluyen que las intervenciones basadas en la dieta y/o la actividad física durante el embarazo reducen el aumento excesivo de peso gestacional y, además, reducen las probabilidades de cesárea, sin evidencia de que los efectos difieran entre los subgrupos de mujeres.

Sin embargo, para lograr un mayor impacto poblacional es clave el trabajo intersectorial e interdisciplinar en las comunidades y el ámbito local. En gestaciones sin complicaciones la recomendación sería actividad física de intensidad moderada durante al menos 150 minutos de actividad física moderada distribuidos a lo largo de la semana, según las recomendaciones de la Organización Mundial de la Salud y el Ministerio de Sanidad.

Las mujeres que son sedentarias antes del embarazo deberían aumentar gradualmente la realización de actividad física. De manera similar, se recomienda 150 min./semana de actividad aeróbica de intensidad moderada durante el embarazo y el postparto y seguir con una actividad vigorosa en mujeres que ya la realizaban antes del embarazo. No se recomienda comenzar actividades físicas de intensidad vigorosa durante el embarazo si previamente la mujer era inactiva. La actividad física de intensidad moderada durante la lactancia no afecta a la cantidad o composición de la leche ni al crecimiento del lactante.

Otros factores de estilo de vida. Se desaconseja enfáticamente cualquier consumo de tóxicos (tabaco, alcohol, otras drogas) durante la gestación y el postparto debido a sus efectos adversos sobre la salud del feto a corto y largo plazo, que incluyen parto pretérmino, restricción del crecimiento fetal/bajo peso al nacer, síndrome de muerte súbita del lactante, problemas de desarrollo neurológico y de conducta, trastornos del espectro alcohólico fetal, obesidad, hipertensión, diabetes tipo 2, deterioro de la función pulmonar o asma.

Estas recomendaciones también influyen en la reducción de la EV en las mujeres con RAE relacionadas con el tabaquismo, ya que es uno de los factores de riesgo modificables más importantes en las mujeres premenopáusicas.

El ámbito del sueño y el estrés postparto, incluidos la depresión, la ansiedad y las enfermedades vasculares posteriores en mujeres, no se han estudiado bien, pero representan un área importante para futuras investigaciones y una oportunidad potencial para futuras recomendaciones de estilo de vida exclusivas para mujeres en edad fértil.

MÉTODO

Se realizó un estudio de serie de casos durante el período enero a diciembre de 2015 en consulta de Cardiopatía y Embarazo del Hospital General Universitario "Vladimir Ilich Lenin", Provincia Holguín con el objetivo de contribuir con el programa Materno Infantil a un mayor conocimiento sobre la evolución del embarazo en pacientes cardiópatas.

El universo de estudio fue constituido por embarazadas cardiópatas atendidas en consulta de Cardiopatía y Embarazo durante el período de estudio. Se consideró embarazada cardiópata aquellas con diagnóstico previo, confirmado el mismo o se haya realizado por primera vez de una lesión cardíaca, según la anamnesis y exámenes complementarios.

El diagnóstico y seguimiento clínico se realizó por dos cardiólogos del servicio de cardiología del hospital con apoyo de un ginecobstetra en la definición de la conducta final.

Como exámenes complementarios se realizó a cada paciente un E.K.G. de superficie de 12 derivaciones con un equipo Cardiocid BB A5102 y un ecocardiograma M, 2D y Doppler, con un equipo Prosound Alfa10 Premier. El seguimiento se realizó teniendo en cuenta la clasificación funcional de la New York Heart Association: mensualmente para las clases III y IV y trimestralmente para las clases I y II. Fueron registradas las variables consideradas. En el caso que fue necesario se repitieron complementarios.

Para determinar la capacidad funcional de las pacientes se utilizó el criterio de la New York Heart Association:

- Grado I: Sin limitaciones a la actividad física.
- Grado II: leve limitación a la actividad física.
- Grado III: Acentuada limitación a la actividad física. Se recupera durante el reposo.
- Grado IV: Incapacidad de la actividad física a los menores esfuerzos, hay insuficiencia cardíaca.

Fueron excluidos del estudio los casos que no reunieron los criterios diagnósticos de cardiopatía y/o hubiesen abandonado el seguimiento en consulta a la solicitud propia o por traslado a otra provincia.

Para dar salida al primer objetivo específico se definieron las variables según tipo de lesión cardiaca especifica en: congénitas, reumáticas y otras; con la información de las historias clínicas de cada paciente.

Para la determinación del momento del diagnóstico de la cardiopatía se definió si fue realizado antes del embarazo o durante el mismo; igualmente se consideró el momento en que se informó el consejo obstétrico que orientó el médico de asistencia y el orientado por el cardiólogo en cuanto a embarazar o continuar el embarazo, interrumpirlo o la prohibición del embarazo.

Se consideró como complicación cardíaca si en algún momento del embarazo o puerperio se presentó: disrritmías cardíacas, edema pulmonar agudo, endocarditis infecciosa u otra que requiera intervención médica y tratamiento. Recogida la información de las historias clínicas de las pacientes.

El período del embarazo se consideró en primero, segundo y tercer trimestre, durante el parto y puerperio, lo cual permitió la adecuada interpretación y comparación de la información con otros estudios.

La vía final del parto se definió si el tipo de parto fue eutócico, instrumentado o por cesárea precisando en el caso de distocia si fue de causa obstétrica o cardíaca.

La morbimortalidad perinatal se consideró; el peso al nacer inferior a 2500 gramos, hipoxia severa, muertes fetales o recién nacidos fallecidos; todas estas variables relacionadas con la patología de la madre. La información será tomada de las historias clínicas obstétricas al parto.

Recogida a través de un cuestionario, confeccionado por el autor y tutor el cual dio salida a los objetivos trazados, completándose la información con la revisión de las historias clínicas. Se creó una base de datos automatizada con la información; la base de datos fue interrogada en función de las Cuadros de salida confeccionadas que dan respuesta a los objetivos.

Para efectuar el mismo se utilizó el Sistema Operativo Windows Vista Ultímate en una PC P5. Los cálculos de los distintos parámetros y pruebas estadísticas, así como su análisis se realizaron a través del paquete estadístico del Software Excel o tabulador de Microsoft Office.

Los resultados se expusieron en Cuadros de contingencias de columnas y renglones, a través de las frecuencias absolutas se describieron las gestantes con cardiopatías congénitas o adquiridas según las variables estudiadas y se utilizó el porcentaje como medida de resumen de variables cualitativas y se organizó en una escala nominal y ordinal que se procesaron de forma computacional. Se utilizó estadígrafos como la media y la desviación estándar para la variable edad. Los resultados se analizaron usando el programa estadístico MedCalc®.

Principales variables:

- Categoría.
- Lesión Cardíaca.

- Diagnóstico.
- Orientación.
- Capacidad Funcional.
- Complicaciones.
- Momento.
- Vía del Parto.
- Morbimortalidad.

Operacionalización de las Variables y Definición de Escalas.

Variable	Tipo de Variable	Operacionalización	
		Escala	**Descripción**
Categoría Diagnóstica	Cualitativa nominal	Reumáticas	sa inflamatoria, no supurativa ecurrente producida por la uesta del inmunitario, causada l estreptococo del grupo A beta olítico, la cual a partir de las dos o tres semanas de provocar una faringoamigdalitis aguda, siendo el principal órgano afectado el corazón
		Congénitas	-Cuando la enfermedad se debe a un problema del desarrollo y maduración fetal
		Otras	- Cualquier otra causa
Lesión Cardíaca	Cualitativa nominal	**Reumáticas:** Estenosis Mitral Insuficiencia Mitral Enfermedad Mitral Enfermedad Mitroaórtica Insuficiencia Aortica Estenosis Aortica **Congénitas:** Aorta Bicúspide CIV CIA Estenosis Pulmonar **Otras:** Prolapso de la Válvula Mitral Operadas del Corazón Pre excitación	-Cuando se tiene en cuenta que la entidad que corresponde es de causa es reumática -Cuando se tiene en cuenta que la entidad que corresponde es de causa es congénita

		Miocardiopatía periparto	--Cuando se tiene en cuenta que la entidad que corresponde es de cualquier otra causa no reumática ni congénita
Diagnóstico de Cardiopatía	Cualitativa nominal	Antes del Embarazo Durante el Embarazo	-Período previo en el que la mujer no se encuentra embarazada -Periodo en el que la mujer se encuentra gestando
Orientación	Cualitativa nominal	Puede embarazar o continuar embarazo No puede embarazar Interrumpir el embarazo No recibió el consejo	-Si la paciente puede embarazar o continuar el embarazo -Si la paciente no puede embarazar -Si hay que interrumpir el embarazo -Si la paciente no recibió concejo
Capacidad Funcional	Cualitativa ordinal	Grado I Grado II Grado III Grado IV	-En él no se experimenta limitación física al movimiento, no aparecen síntomas con la actividad física rutinaria, a pesar de haber disfunción ventricular (confirmada por ejemplo, por ecocardiografía). -En él hay ligera limitación al ejercicio, aparecen los síntomas con la actividad física diaria ordinaria (por ejemplo subir escaleras) resultando en fatiga, disnea, palpitaciones. Desaparecen con el reposo o la actividad física mínima, momento en que el paciente se está más cómodo. -En él hay marcada limitación al ejercicio. Aparecen los síntomas con las actividades físicas menores (como el caminar). Desaparecen con el reposo. -En él hay incapacidad para realizar cualquier actividad física. Aparecen los síntomas aun en reposo.
Complicaciones	Cualitativa nominal	Arritmias cardíacas	-Trastornos del ritmo cardíaco, es una alteración de la frecuencia cardíaca, tanto porque se acelere, disminuya o se

		Edema Agudo de Pulmón Endocarditis Infecciosa	torne irregular, que ocurre cuando se presentan anomalías en el sistema de conducción eléctrica del corazón. -Acumulación de líquido en los pulmones con edema intersticial e insuficiencia linfática de causa cardíaca -Proceso inflamatorio localizado en el revestimiento interno de las cámaras y válvulas bien sea nativas o protésicos cardíacas
Momento de Presentación de las Complicaciones	Cualitativa ordinal	Primer Trimestre Segundo Trimestre Tercer Trimestre Durante el Parto Durante el Puerperio	-Los tres primeros meses del embarazo -Los segundos tres meses del embarazo -Los terceros tres meses del embarazo -Tiempo en el que transcurre el parto -Tiempo después del parto
Vía del Parto	Cualitativa nominal	Eutócico Cesárea Instrumentado	-Parto normal -Parto quirúrgico -Parto con necesidad de instrumentación
Morbimortalidad	Cualitativa nominal	Prematuridad Hipoxia Severa al Nacer	- Nacimiento antes de 36.6 semanas de gestación - Disminución de valores de oxigeno por debajo de límites normales

Aspectos éticos

- Criterios de la Asociación Médica Mundial (Protocolo Helsinki) en su versión actual para investigaciones en humanos, basados en los principios de autonomía, beneficencia, justicia y no maleficencia como forma de garantizar la protección ética de los pacientes en estudio.

- Posibilidad de retirarse del estudio en el momento que lo deseen sin que esto afecte la calidad de la atención médica requerida por los pacientes.

ANÁLISIS Y DISCUSIÓN DE LOS RESULTADOS

El incremento en número de gestantes cardiópatas evaluadas en la consulta de cardiopatía y embarazo del Hospital General Universitario "Vladimir Ilich Lenin" con una valoración cardiológica y obstétrica rigurosa, ha llevado a un diagnóstico rápido de cardiopatías, que en estado no gravídico pasan inadvertidas.

Cuadro 1. Distribución de casos según categoría diagnóstica de origen.

Categoría	№	%
Otras	23	38,3
Congénitas	19	31,7
Reumáticas	18	30
Total	**60**	**100**

Fuente: Base de datos.

Al analizar las principales cardiopatías asociadas al embarazo según categoría diagnóstica (Cuadro 1) se observó el mayor número de casos en la categoría otras con una cifra de 23 (38,3%).

En los resultados prácticamente se igualan las lesiones de tipo congénitas con las reumáticas debido a que el índice natural de las segundas disminuye a medida que el de las primeras permanece relativamente constante (0.8*100 nacidos vivos), debido al perfeccionamiento de las cardiopatías congénitas que permite una mayor población de pacientes cardiópatas que alcanzan la edad reproductiva y a la disminución de la incidencia de fiebre reumática dada por un mayor control profiláctico y terapéutico.(González Maqueda, et. al., 2000)

Los resultados de la investigación coinciden con la literatura revisada, donde se plantea un predominio de las cardiopatías congénitas.

Según la bibliografía consultada y autores como Manso, et. al., (2008), Thorne, et. al., (2006), & Regitz-Zagrosek, et. al., (2014), actualmente en los países desarrollados, la principal causa de enfermedad cardiovascular en el embarazo es de origen congénito, debido a la casi desaparición de la fiebre reumática y a la mejoría en la atención y manejo quirúrgico de estas pacientes. Otras causas aunque menos frecuentes incluyen, las cardiopatías hipertensiva, isquémica, sifilítica y las cardiomiopatías, entre otras.

Cuadro 2. Distribución de los casos según lesión cardíaca específica

Lesión cardíaca	№	%
*Congénitas		
-Aorta Bicúspide	2	3,30
-CIV	9	15,0
-CIA	5	8,30
-Estenosis Pulmonar	3	5,00
*Reumáticas		
-Estenosis Mitral	8	13,3
-Insuficiencia Mitral	5	8,30
-Enfermedad Mitral	2	3,30
-Enfermedad Mitroaortica	1	1,70
-Insuficiencia Aortica	1	1,70
-Estenosis Aortica	1	1,70
*Otras		
-Prolapso de la Válvula Mitral	13	21,7
-Operadas del Corazón	6	10,0
-Pre Excitación	2	3,30
- Miocardiopatía periparto	2	3,30
Total	**60**	**100.0**

Fuente: Base de datos.

En la tabla 2 se representan los casos según lesión cardiaca especifica. Aquí se puede apreciar que las cardiopatías más frecuentes fueron; el prolapso de la válvula mitral 13 pacientes (21,7%), la estenosis mitral 8 pacientes (13,3%) y la insuficiencia mitral 5 casos (8,3%). Los resultados coinciden con lo reportado por otros autores como Mendoza-Calderón, et. al., (2012), Botella Llusiá (1984), & Aguilera Castro, et. al., (2012); que señalan el predominio de embarazadas con afectaciones de la válvula mitral.

No se puede dejar de enfatizar que la lesión cardiaca más frecuente identificada en el estudio fue el prolapso de la válvula mitral, que está relacionado con el desarrollo de la ecocardiografia y el elevado nivel científico alcanzado por los profesionales de la salud.

Debe señalarse que 10% de las embarazadas (6 casos) resultaron ser operadas de corazón anteriormente, y en ninguno de los casos se presentaron complicaciones.

Sobre los resultados de la casuística estudiada, en la bibliografía mencionada anteriormente existen contradicciones entre diferentes autores quienes plantean que el prolapso valvular mitral ocupa el primer lugar con una prevalencia de 0,5 a 5 % en la población general, entre 6 -10 % en las mujeres jóvenes, y 21 % en las mujeres con edad reproductiva, lo cual podría explicar los resultados, además, 6 % de los ecocardiogramas en mujeres jóvenes, supuestamente normales, emiten diagnóstico de prolapso valvular mitral; estos cálculos la sitúan entre la cardiopatía clínica más frecuente e incluso señalada por algunos trabajos como la valvulopatía más frecuente.

Cuadro 3. Momento en el que se diagnóstico la cardiopatía

Diagnóstico	№	%
Antes del Embarazo	51	85
Durante el Embarazo	9	15
Total	**60**	**100**

Fuente: Base de datos.

Cuando se analiza el momento en que se diagnosticó la cardiopatía (Cuadro 3) se vio predominio de diagnóstico antes del embarazo 51 casos (85%) y solo 15% (9 casos) se diagnosticó durante el embarazo.

En la bibliografía revisada autores como Valladares-Carvajal, et. al., (2011) & Mendoza-Calderón, et. al., (2012) señalan un bajo porciento de diagnóstico durante el embarazo.

Los médicos de atención primaria juegan un importante rol en el diagnostico a tiempo y el tratamiento apropiado de las gestantes con cardiopatías. Por lo que los resultados pudieran estar en relación a un mejor control de riesgo preconcepcional, que permite diagnosticar cualquier cardiopatía previa al embarazo.

Cuadro 4. Orientación ofrecida en consejo obstétrico.

Orientación	Médico de asistencia		Especialista cardiología	
	№	%	№	%
Puede embarazar o Continuar embarazo	9	15	56	93,3
No puede embarazar	47	78,3	1	1,7
Interrumpir el embarazo	4	6,7	3	5
No recibió consejo	---	---	---	---

Total	**60**	**100**	**60**	**100**

Fuente: Encuesta.

En la tabla No 4 se relaciona la orientación ofrecida en consejo obstétrico a las embarazadas por el médico de asistencia y por el especialista en cardiología. Desacertadamente 78,3% de las gestantes cardiópatas (47 casos) refirieron que su médico de asistencia les orientó no podían embarazarse y solo 9 casos (15%) podían embarazarse. Sin embargo en consulta de cardiología 93,3% de las gestantes (56 casos) se les oriento que podían embarazar o continuar el embarazo y solo 5% de los casos se les oriento interrumpir el mismo por presentar cardiopatías valvulares severas con riesgo para su vida.

En la bibliografía revisada no se encontraron trabajos que abordaran esta discrepancia en cuanto al consejo obstétrico entre medico de asistencia y especialista en cardiología, lo que si pudiera estar en relación al afán de la atención primaria de salud en el control de morbimortalidad perinatal.

Es importante reafirmar que la interrupción del embarazo lleva implícitos riesgos y si no hay contraindicación y existen las condiciones adecuadas es preferible no indicar la interrupción.

Cuadro 5. Clasificación de las pacientes según capacidad funcional de sus cardiopatías.

Capacidad funcional	№	%
I	48	80,0
II	8	13,3
III	3	5
IV	1	1,70
Total	**60**	**100**

Fuente: Base de datos.

Al establecer la clasificación de las cardiópatas según capacidad funcional (Cuadro 5) se observó un predominio del grado I, 48 casos (80%), este predominio pudiera estar en relación con la mayor frecuencia de estos grupos en las cardiopatías en general; y teniendo en cuenta que la capacidad funcional III y IV presentan mayor riesgo de mortalidad materno fetal es que se evita con mayor frecuencia el embarazo en estas pacientes.

Los resultados coinciden con Drenthen, et. al., (2005), Rendón, (2014) donde también se muestra un predominio del grado I.

Cuadro 6. Complicaciones cardíacas presentadas en las gestantes.

Complicaciones	№	%
Disrritmías cardíacas	2	66,7
Edema agudo de pulmón	1	33,3
Endocarditis infecciosa	---	---
Total	**3**	**100**

Fuente: Base de datos.

Entre las complicaciones cardiovasculares encontradas (Cuadro 6) se presentaron las arritmias, 2 casos con taquicardia paroxística supraventricular, que representaron 66,7% de las complicaciones y un caso con edema agudo pulmonar (33,3%).

En la literatura revisada Alonso Gómez, et. al., (2012) & Pijuan Domènecha, et. al., (2006), se reportan cifras superiores de complicaciones. Otros autores señalan una incidencia de complicaciones similares a la nuestra. La sobrecarga hemodinámica que ocasiona el embarazo unida al compromiso que implica el daño vascular pudiera explicar la incidencia de complicaciones eléctricas y hemodinámicas que deben tenerse en cuenta en el seguimiento de las embarazadas cardiópatas.

El adecuado seguimiento de las cardiópatas antes, durante y después del parto por un equipo multidisciplinario determino un bajo índice de complicaciones.

Cuadro 7. Relación entre capacidad funcional y complicaciones cardiovasculares.

Capacidad funcional		Complicaciones	
	№	№	%
I	48	---	---
II	8	---	---
III	3	2	66,7
IV	1	1	100
Total	**60**	**3**	**5**

Fuente: Base de datos.

Al establecer relación entre la capacidad funcional y la aparición de las complicaciones (Cuadro 7) se observa que el mayor por ciento de las complicaciones se presentó en las capacidades funcionales IV (100%) y III (66,7%). Lo cual evidencia que a mayor deterioro de la capacidad física funcional mayor riesgo de complicaciones del embarazo. Los resultados fueron similares a los de otros autores, que reportan también un mayor porciento de complicaciones en las pacientes con capacidad funcional III y IV.

Cuadro 8. Momento en el que se presentaron las complicaciones

Momento	Complicaciones	
	№	%
Primer trimestre	----	----
Segundo trimestre	----	----
Tercer trimestre	2	66,7
Durante el parto	----	----
Durante el puerperio	1	33,3
Total	**3**	**100**

Fuente: Base de datos.

Si se analiza el momento en que se presentaron las complicaciones (Cuadro 8) se aprecia que el mayor porciento 2 casos 66,7% se presentó en el tercer trimestre y un caso (33,3%) en el puerperio.

Las complicaciones cardiovasculares pueden aparecer en cualquier trimester del embarazo, pero en el tercer trimestre la carga hemodinámica es mayor, lo que condiciona que durante esta etapa aparezcan con mayor frecuencia las mismas.

El trabajo coincide con varios autores Drenthen, et. al., (2005), Conte, et. al., (2002) y en cuanto a la aparición de complicaciones sin embargo otros como Thaman, et. al., (2009), Melvin, et. al., (2009), reportan el mayor porciento de complicaciones durante el primer trimestre del embarazo.

Cuadro 9. Vía final del parto en las gestantes según causa obstétrica o cardíaca

Categoría			Causa obstétrica		Causa cardíaca	
	№	%	№	%	№	%
Eutócico	39	65	---	---	---	---
Cesárea	12	20	12	100	---	---
Instrumentado	9	15	7	77,8	3	33,3
Total	**60**	**100**	**19**	**31,7**	**3**	**5,0**

Fuente: Base de datos.

En el Cuadro No 9 la vía final del parto en las gestantes. Predominó el parto eutócico en 39 casos 5%. 100% de los partos por cesáreas (12 casos) fueron por causa obstétrica y 77,8% de los partos instrumentados también. Tres partos 33,3% de los instrumentados se realizaron por indicación del cardiólogo con el objetivo de acortar el tiempo del trabajo de parto.

En la bibliografía revisada existe una coincidencia de criterios en cuanto a que el parto debe ser preferiblemente por vía vaginal, con un tiempo de trabajo lo más breve posible; y solo indicar instrumentación en los casos que así lo requieran y la cesárea solo debe ser realizada de ser posible por causas obstétricas o cardiológicas. (Manso, et. al., 2008)

Los resultados fueron similares a los planteados por Schlemmer, (1995) & Acho-Mego, (2011), en cuanto al predominio del parto eutócico.

Cuadro 10. Indicadores de morbimortalidad perinatal en los casos estudiados

Morbimortalidad	№	%*
Prematuridad	2	3,3
Hipoxia severa al nacer	2	3,3
Total	**4**	**6,6**

Fuente: Base de datos.*---% en relación al total de embarazadas.

Al analizar la morbimortalidad perinatal de los casos estudiados (Cuadro 10) se encontró 2 prematuros (3,3%). No se reportó ningún caso de mortalidad perinatal y materna. La literatura médica destaca la influencia negativa de la cardiopatía para el producto de la concepción como indicador de bajo peso al nacer. Los resultados señalan muy bajos índices de prematuridad y no ocurren muertes maternas ni neonatales. (Fayad Saeta, et. al., (2009) & Emergency Cardicac Care Committee (2009).

CONCLUSIONES

Elevar el nivel de conocimiento médico en la atención primaria de salud acerca de la fisiopatología de los trastornos cardíacos durante el embarazo a través de cursos de perfeccionamiento, lo que permitirá establecer una adecuada selección de las pacientes que puedan o no concebir su embarazo y a la vez incrementar el pesquizaje de las cardiopatías en etapa prenatal.

REFERENCIAS BIBLIOGRÁFICAS

1. Manso B, Pijuán A, Giralt G, Ferrer Q, Betrián P, et al. Embarazo y cardiopatías congénitas. Rev Esp Cardiol [Internet]. 2008 [Citado 12 de Nov 2015]; 61(3): [Aprox 8 p.]. Disponible en: http://www.revespcardiol.org/es/embarazo-cardiopatias-congenitas/articulo/13116650/

2. Thorne S, MacGregor A, Nelson-Piercy C. Risk of contraception and pregnancy in heart disease. Heart [Internet]. 2006 [Citado 12 de Nov de 2015]; 92(5): [Aprox 6 p.]. Disponible en: http://www.ncbi.nlm.nih.gov/pmc/articles/PMC1861048/

3. Drenthen W, Pieper P, Ploeg M, Voors A, Roos-Hesselink J, Mulder B, et al. Risk of complication during pregnancy after Senning or Mustard repair of complete transposition of the great arteries. Eur Heart J [Internet]. 2005 [Citado 4 de Sept de 2015]; 26(13): [Aprox 8 p.]. Disponible en: http://eurheartj.oxfordjournals.org/content/26/23/2588.long.

4. Rendón Iván D, Soto M, Jaramillo M, Palacio AC, Restrepo JA. Tetralogía de Fallot y embarazo. Rev Colomb Cardiol [Internet]. 2014 Aug [cited 2016 Sep 22]; 21(4): [Aprox 5 p.]. Available from: http://dx.doi.org/10.1016/j.rccar.2014.04.002.

5. Regitz-Zagrosek V, Blomstrom Lundqvist C, Borghi C, Cifkova R, Ferreira R, Foidart JM. Guía de práctica clínica de la ESC para el tratamiento de las enfermedades cardiovasculares durante el embarazo. Rev Esp Cardiol [Internet]. 2014 [Citado 10 de Nov de 2015]; 65(2): [Aprox 7 p.]. Disponible en: http://www.revespcardiol.org/es/guia-practica-clinica-esc-el/articulo/90093017/.

6. Bouzas B, Gatzoulis MA. Hipertensión arterial pulmonar en adultos con cardiopatía congénita. Rev Esp Cardiol [Internet]. 2005 [Citado 12 de Nov 2015]; 58(11): [Aprox 5p.].465-469. Disponible en: http://www.revespcardiol.org/es/hipertension-arterial-pulmonar-adultos-con/articulo/13074838/.

7. Román Rubio PA, Pérez Torga JE, Guerra Chang E, Couret Cabrera MP, Nodarse A, Sanabria AM. Síndrome de Eisenmenger y embarazo. Rev Cubana Obstet Ginecol [Internet]. 2011 Ago [citado 2016 Sep 22]; 37(2): [Aprox 8 p.]. Disponible en: http://scielo.sld.cu/scielo.php?script=sci_arttext&pid=S0138-600X2011000200013&lng=es.

8. Mendoza-Calderón S A, Hernández-Pacheco J A, Estrada-Altamirano A, Nares-Torices MÁ, Orozco Méndez H, Hernández-Muñoz VA. Evaluación inicial de las cardiopatías congénitas con cortocircuito en el embarazo. Perinatol. Reprod. Hum. [Internet]. 2012 Sep [citado 2016 Sep 22]; 26(3): [Aprox 12 p.].Disponible en:

http://www.scielo.org.mx/scielo.php?script=sci_arttext&pid=S0187-53372012000300007&lng=es.

9. Botella Llusiá J, Clavero Núñez JA. Enfermedades que complican la gestación. En: Tratado de Ginecología. La Habana: Científico Técnica; 1984. p. 111-28.

10. Chio Naranjo I, Guerra Chang E, Yanes Calderón M, Román Rubio P, Pérez Torga JE, Pérez Felpeto R. Repercusión del embarazo en gestantes con diagnóstico de cardiopatía congénita. Rev Cubana Obstet Ginecol [Internet]. 2012 Jun [citado 2016 Sep 22] ; 38(2): [Aprox 12 p.].   Disponible   en: http://scielo.sld.cu/scielo.php?script=sci_arttext&pid=S0138-600X2012000200004&lng=es.

11. Conte MR, Piccininno M- Bernabò P-Bonfiglio G, Bruzzi P, et al. Risk associated with pregnancy in hypertrophic cardiomyopathy. J Am Coll Cardiol [Internet]. 2002 [Cita 13 Nov 2015];   40(10):   [Aprox   13   p.].   Disponible   en: http://content.onlinejacc.org/article.aspx?articleid=1130491

12. Gutiérrez Aliaga Y, Chio Naranjo I, Guerra Chang E, Gutiérrez Aliaga Y, Rodríguez Jorge I. Caracterización de las gestantes con cardiopatías en el Hospital Docente Ginecobstétrico "Ramón González Coro". Medisur [Internet]. 2011 [Citado 4 de Sept 2015]; 9(5): [Aprox 7 p.]. Disponible en: http://www.medisur.sld.cu/index.php/medisur/article/view/1713.

13. Labrada Comas YR, Bonet Romero O, Quesada Fondín Mi, Garcés Rojas E, Hernández Díaz N. Anestesia para embarazada con miocardiopatía asociada al embarazo. CCM [Internet]. 2016   Mar   [citado   2016   Sep   22]; 20(1): [Aprox 10 p.]. Disponible en: http://scielo.sld.cu/scielo.php?script=sci_arttext&pid=S1560-43812016000100021&lng=es.

14.   Hall ME, Eric M. G, Joey P. G. El corazón durante el embarazo. Rev Esp Cardiol [Internet]. 2011[Citado 2 de Sept 2015]; 64(11): [Aprox 6 p.]. Disponible en: http://www.revespcardiol.org/es/el-corazon-durante-el-embarazo/articulo/90034667/.

15. Casellas M. Cardiopatía y gestación. En. Cabero Roura L, Cararach Ratonera V. XIII curso intensivo de formación continuada. Medicina materno fetal. Madrid: Grupo Menariri; 2011.p. 79-82.

16. Aguilera Castro F, Díaz P, Calderón JC, Gutiérrez I. Cardiopatía y embarazo: serie de casos. Rev Colomb Anestesiol [Internet]. 2011 July [cited 2016 Sep 22]; 39(2): [Aprox 8 p.]. Available from: http://www.scielo.org.co/scielo.php?script=sci_arttext&pid=S0120-33472011000200005&lng=en. http://dx.doi.org/10.5554/rca.v39i2.103.

17. Reinoso R, Alcina Vázquez J, Fernández Pérez M, Luna Alonso MC. Incidencia de cardiopatías durante el embarazo en Villa Clara. CorSalud [Internet]. 2012 [citado 20 Jul 2015];4(3):[aprox. 4 p.]. Disponible en: http://www.corsalud.sld.cu/sumario/2012/v4n3a12/embarazo.html

18. Vega Gutiérrez E, Rodríguez Velásquez L, Gálvez Morales V, Sainz Cruz LB, García Guevara C. Incidencia y tratamiento de las cardiopatías congénitas en San Miguel del Padrón. Rev Cubana Med Gen Integr [Internet]. 2012 Sep [citado 2016 Sep 22] ; 28(3): [Aprox 15 p.]. Disponible en: http://scielo.sld.cu/scielo.php?script=sci_arttext&pid=S0864-21252012000300002&lng=es

19. Evert Jiménez C, Andrés Zapata-Cárdenas. Enfermedad valvular mitral y embarazo: una amenaza latente Mitral Valve Heart Disease and Pregnancy: A Latent Threat Doença valvular mitral e gravidez: uma ameaça latente. Med U B P [Internet]. 2013 [Citado 12 de Sept 2015]; 32(1): [Aprox 6 p.]. Disponible en: http://www.sci.unal.edu.co/scielo.php?script=sci_arttext&pid=S0120-48742013000100005&lng=es&nrm=is.

20. Valladares-Carvajal F, Bernia-Sarría S, González-Rodríguez C. Cardiopatías y embarazo. Rev Finlay [Internet]. 2011 [citado 2015 Ago 19]; 1(1):[aprox. 3 p.]. Disponible en: http://www.revfinlay.sld.cu/index.php/finlay/article/view/23

21. Acho-Mego Segundo C, Paredes-Salas JR.Consideraciones sobre cardiopatía adquirida y gestación. Rev Peru Ginecol Obstet [internet]. 2011 [Citado 12 de Nov 2015]; 57(3): [Aprox 6 p.]. Disponible en: http://www.scielo.org.pe/scielo.php?script=sci_arttext&pid=S2304-51322011000300009&lng=es&nrm=iso.

22. Mendoza-Calderón S A, Hernández-Pacheco JA, Estrada-Altamirano Al, Nares-Torices MÁ, Orozco Méndez H, Hernández-Muñoz VA. Evaluación inicial de las cardiopatías congénitas con cortocircuito en el embarazo. Perinatol. Reprod. Hum. [Internet]. 2012 Sep [citado 2016 Sep 23] ; 26(3): [Aprox 12 p.]. Disponible en:

http://www.scielo.org.mx/scielo.php?script=sci_arttext&pid=S0187-53372012000300007&lng=es.

23. Mayorga HC, Rodríguez AJG, Enríquez GG, Alarcón R, Gamboa W C, Capella SD, et al. Cardiopatías congénitas: diagnóstico prenatal y seguimiento. Rev Chil Obstet Ginecol [Internet]. 2013 Oct [Citado 2016 Sep 23] ; 78(5): [Aprox 8 p.]. Disponible en: http://www.scielo.cl/scielo.php?script=sci_arttext&pid=S0717-75262013000500004&lng=es.

24. Román Rubio P, Pérez Torga JE, Guerra Chang E, Hernández García S, Gómez Graham DT, Cotilla Morales E. Recomendaciones generales para el manejo de la gestante cardiópata (Parte I). Rev Cubana Cardiol Cir Cardiovasc [internet]. 2010 [Citado 12 Jun /2015];16(3): [Aprox 8 p.]. Disponible en: http://www.bvs.sld.cu/revistas/car/vol16_3_10/car08310.html.

25. Fayad Saeta Y, López Barroso R, Erasto Lardoeyt Soto, San Pedro López MI. Cardiopatía y embarazo. Rev Cubana Obstet Ginecol [Internet]. 2009 Dic [citado 2016 Sep 22] ; 35(4): [Aprox 11 p.]. Disponible en: http://scielo.sld.cu/scielo.php?script=sci_arttext&pid=S0138-600X2009000400005&lng=es.

26. González Maqueda I, Armada Romero E, Díaz Recasens J, Gallego García de Vinuesa P, García Moll , Ana González García[a], et al. Guías de práctica clínica de la Sociedad Española de Cardiología en la gestante con cardiopatía. Rev Esp Cardiol.[internet]. 2000 [citado 24 Sept 2015]; 53(11):[Aprox 21 p.].Disponible en: http://www.revespcardiol.org/es/guias-practica-clinica-sociedad-espanola/articulo/12087/

27. Rodríguez Hidalgo N, Cuité León E, Cordero Isaac R. Cardiopatías y embarazo. En: Manual de diagnóstico y tratamiento en Obstetricia y Perinatología. La Habana: Ecimed; 2000. p. 294-304.

28. Valdivia E, PA. Doblas, JJ. Sánchez-Rosas, M. A. Barber, I. Eguiluz, JV. Hijano, M. Suárez, JR. Andarica, I. Aguilera y J. Herrera. Estenosis mitral en gestante. A propósito de un caso. Clin Invest Gin Obst Ginecol [Internet]. 2003 [Citado 13 de Nov 2015[; 30(9): [Aprox 4 p.] Disponible en: http://www.elsevier.es/es-revista-clinica-e-investigacion-ginecologia-obstetricia-7-articulo-estenosis-mitral-gestante-a-proposito-13055012.

29. Alonso Gómez AM, Borrás X, del Castillo, González AE, Mazón P, Monserrat L, et al. Guía de práctica clínica de la ESC para el tratamiento de las enfermedades cardiovasculares durante

el embarazo. Una visión crítica desde la cardiología española Rev Esp Cardiol. 2012;65(2):113-118.

30. Pijuan Domènecha A, Gatzoulis MA. Embarazo y cardiopatía. Rev Esp Cardiol [Internet]. 2006 [Citado 12 de Sept 2015]; 59(9): [Aprox 14 p.]. Disponible en: http://www.revespcardiol.org/es/embarazo-cardiopatia/articulo/13092801/

31. Rodríguez Alvárez M, Ojeda González JJ, Álvarez Figueredo Z, Barco Díaz V. Guía de práctica clínica para la asistencia a la paciente obstétrica con cardiopatía: una alternativa de actuación para el anestesiólogo. Medisur [Internet]. 2011 [Citado 10 Oct 2015]; 9(5): [Aprox 8 p.]. Disponible en: http://www.medisur.sld.cu/index.php/medisur/article/view/1805/6579.

32. Braunwald E. Contemporary evaluation and managementof hypertrophic cardiomyopathy. Circulation. 2002; 106(21):1312-1316.

33. Thaman R, Varnava A, Hamid MS, Firoozi S, Sachdev B, Condon M, et al. Pregnancy related complications in women with hypertrophic cardiomyopathy. Heart 2009; 89(3):752- 756.

34. Melvin KR, Richarson PJ, Olsen EG, Daly K, Jackson G. Peripartum cardiomyopathy due to myocarditis. N Engl J Med. 2009; 307(7): 731-734.

35. Patton DE, Lee W, Cotton DB, Miller J, Carpenter RJ Jr, Huhta J, et al. Cyanotic maternal heart disease in pregnancy. Obstet Gynecol Surv 2010; 45(8):594-600.

36. Manso B, Gran F, Pijuán A, Giralt G, Ferrer Q, Betrián P, et al. Embarazo y cardiopatías congénitas. Rev Esp Cardiol. 2008;61(3):236-43

37. Schlemmer M. Pregnancy in patient with congenital heart defect. Wien Klin. Wochenschr. 1995; 107(20):608-12.

38. Acho-Mego SC, Paredes-Salas, José Raúl. Consideraciones sobre cardiopatía congénita y gestación. Rev Peru Ginecol Obstet [Internet]. 2011 [Citado 12 Nov 2015]; 57(3): [Aprox 7 p.]. Disponible en: http://www.scielo.org.pe/scielo.php?script=sci_arttext&pid=S2304-51322011000300008&lng=es&nrm=iso

39. Fayad Saeta Y, López Barroso R, Lardoeyt Soto E, San Pedro López MI. Cardiopatía y embarazo. Rev Cubana Obstet Ginecol [Internet]. 2009 [citado 3 Ago 2015];35(4):[aprox. 5 p.]. Disponible en: http://bvs.sld.cu/revistas/gin/vol35_4_09/gin05409.htm

40. Emergency Cardicac Care Committee, Subcommittees and Task Forces of the American Heart Association. 2005 American Heart Association Guidelines for Cardiopulmonary Resuscitation and Emergency Cardiac Care. Part 108: Cardiac arrest association with pregrancy. Circulation [Internet]. 2009 [Citado 13 Nov 2015]; 112(4): [Aprox 35 p.]. Disponible en: http://circ.ahajournals.org/content/112/24_suppl

41. Thanajiraprapa T, Phupong V. Pregnancy complications in women with heart disease. J Maternal-Fetal Neonatal Med [Internet]. 2010 [Citado 13 Nov 2015]; 23(10): [Aprox 5p]. Disponible en: http://www.ncbi.nlm.nih.gov/pubmed/19903109.

42. Labrada Comas YR, Bonet Romero O, Quesada Fondín M, Garcés Rojas E, Hernández Díaz N. Anestesia para embarazada con miocardiopatía asociada al embarazo. ccm [Internet]. 2016 Mar [citado 2016 Sep 23]; 20(1): [Aprox 10p.]. Disponible en: http://scielo.sld.cu/scielo.php?script=sci_arttext&pid=S1560-43812016000100021&lng=es.

43. Gómez Flores JR, Márquez Manlio F. Arritmias en el embarazo: ¿Cómo y cuándo tratar? Arch Cardiol Méx [Internet]. 2007 Jun [citado 2016 Sep 23]; 77(Suppl 2): [Aprox 8 p]. Disponible en: http://www.scielo.org.mx/scielo.php?script=sci_arttext&pid=S1405-99402007000600005&lng=es.

44. Yáñez-Gutiérrez L, Cerrud-Sánchez CE, López-Gallegos D, Márquez-González H, García-Pacheco MB, Jiménez-Santos M. Pregnancy in women with congenital heart disease. Cardiol [Internet]. 2015 [Citado 13 Nov 2015]; 26(4): [Aprox 7 p.]. Disponible en: http://www.scielo.org.mx/pdf/rmc/v26n4/v26n4a7.pdf.

45. Suárez D OH, Vargas Acero LR, Valderrama Hernández JA. Anestesia epidural para cesárea en anomalía de Ebstein. Rev. colomb. anestesiol. [Internet]. 2011 July [cited 2016 Sep 23] ; 39(2): [Aprox 10 p.]. Available from: http://www.scielo.org.co/scielo.php?script=sci_arttext&pid=S0120-33472011000200008&lng=en. http://dx.doi.org/10.5554/rca.v39i2.101.

46. Ocenes Reinoso R, Alsina Vázquez J, Fernández Pérez M, Luna Alonso MC. Incidencia de cardiopatías durante el embarazo en la provincia de Villa Clara. CorSalud [Internet]. 2012 Jul-Sep [Citado 13 Nov 2015]; 4(3): [Aprox 6 p.]. Disponible en: http://www.corsalud.sld.cu/sumario/2012/v4n3a12/embarazo.html

47. Fayad Saeta Y, López Barroso R, Erasto Lardoeyt Soto, San Pedro López MI. Cardiopatía y embarazo. Rev Cubana Obstet Ginecol [Internet]. 2009 Dic [citado 2016 Sep 23] ; 35(4):

[Aprox 11p.]. Disponible en: http://scielo.sld.cu/scielo.php?script=sci_arttext&pid=S0138-600X2009000400005&lng=es.

48. Halla M, Georgeb E, Granger J. El corazón durante el embarazo. Rev Esp Cardiol [Internet].2011 [Citado 13 Nov 2015]; 64(11): [Aprox 6 p.]. Disponible en: http://www.revespcardiol.org/es/el-corazon-durante-el-embarazo/articulo/90034667/

Modelo de recolección del dato primario

1. Nombre____

Dirección____

Edad____

Edad gestacional____

Fecha probable del parto____

2.- Diagnóstico de cardiopatía: -antes del embarazo ________

                                      -durante el embarazo ________

3.-Tipo de Cardiopatía: -Reumática ________

                        -Congénita ________

                        -Otras ________

4.-Lesión Cardíaca Específica: ____

____

5.-Recibió consejo obstétrico: Si ______ No ______

    Antes del embarazo ________ Durante el embarazo ________

6.-Tipo de orientación: Por su médico Por Cardiólogo

a) Puede embarazar o ____________ ____________

mantener el embarazo

b) No embarazar ____________ ____________

c) Interrumpir el embarazo ____________ ____________

d) No recibió orientación ____________ ____________

7.-Presentó complicaciones cardiovasculares:

                Si ________ No ________

Tipo de complicación: ____

Si presentó, esta ocurrió: ______Primer trimestre del embarazo

                             ______Segundo trimestre del embarazo

                             ______Tercer trimestre del embarazo

8.-Capacidad Funcional: 1______ 2______ 3______ 4______

9.-Vías del parto: Eutócico________ Cesárea________ Instrumentado________

Si parto distócico indicado por: Obstetricia ________

Cardiología _________

10.- Peso al nacer: ___________ A término __________ Pre término

11.- Estado del producto del Embarazo: RN sano ________

RN fallecido ________

Feto muerto ________

Otros ________

Anexo 2

Consentimiento Informado

Hospital Docente Provincial "V. I. Lenin"

Holguín

Yo ____apruebo mi participación en una investigación que tiene como objetivo el estudio Caracterización clínico-epidemiológica de las cardiopatías en el embarazo. Año 2015. Hospital V.I. Lenin. Estoy dispuesta a participar en la entrevista clínica y permito el uso de la información por parte de los investigadores.

Autorizo la utilización de los resultados en publicaciones así como con otros fines investigativos siempre y cuando resulten beneficiosos para el desarrollo de la ciencia. Afirmo y confirmo que nuestra participación es completamente voluntaria.

He realizado todas las preguntas que consideré necesarios acerca de la investigación y en caso que se desee aportar algún dato nuevo o recibir más información sobre el estudio conozco que puedo dirigirme a:

Dr. Erick Ramón Silva Bermúdez

Estoy conforme con todos lo expuesto y para que así conste firmo la presente a los_____días del mes de___________del año_________.

_________________   _________________

Firma del Paciente   Firma del Investigador

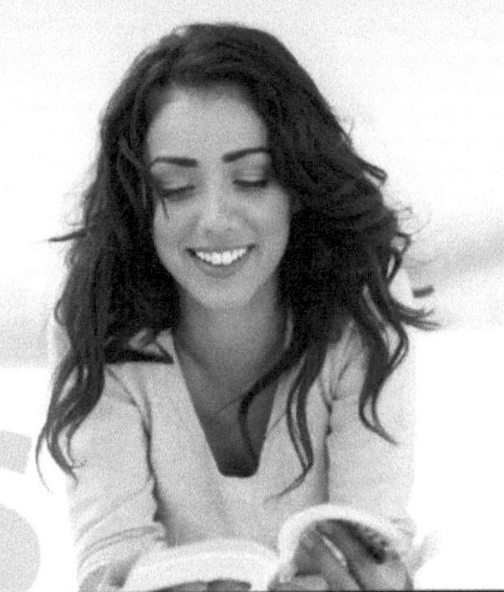

yes
I want morebooks!

Buy your books fast and straightforward online - at one of world's fastest growing online book stores! Environmentally sound due to Print-on-Demand technologies.

Buy your books online at
www.morebooks.shop

¡Compre sus libros rápido y directo en internet, en una de las librerías en línea con mayor crecimiento en el mundo! Producción que protege el medio ambiente a través de las tecnologías de impresión bajo demanda.

Compre sus libros online en
www.morebooks.shop

info@omniscriptum.com
www.omniscriptum.com

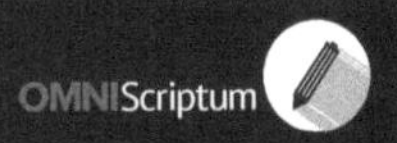

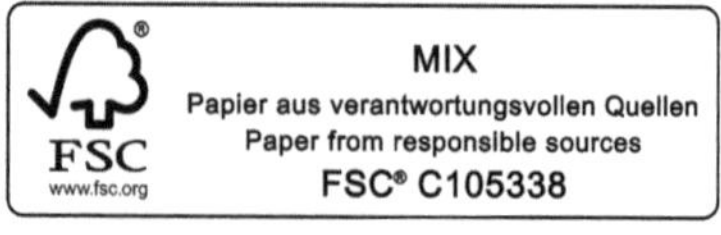

Printed by Books on Demand GmbH, Norderstedt / Germany